母乳读 养育系列图书

Your Toddler: Head to Toe

1~4岁
宝贝健康从头到脚

[美]卡拉·泛米莲·纳特松 著 崔玉涛 译

U0289496

北京出版集团公司
北京出版社

著作权合同登记号

图字：01-2015-2969

This edition published by arrangement with Little, Brown, and Company, New York, New York, USA. All rights reserved.

Copyright © Chinese translation, Beijing Publishing Group Limited 2015

2015中文版专有权属于北京出版集团公司，未经书面许可，不得翻印或以任何形式和方法使用本书中的任何内容和图片。

图书在版编目（CIP）数据

1~4岁宝贝健康从头到脚 / （美）纳特松著 ； 崔玉涛译. — 北京 ： 北京出版社，2015.11

书名原文：Your Toddler

ISBN 978-7-200-11686-1

Ⅰ.①1… Ⅱ.①纳… ②崔… Ⅲ.①婴幼儿—保健—基本知识 Ⅳ.①R174

中国版本图书馆CIP数据核字（2015）第267030号

1~4岁宝贝健康从头到脚

1~4 SUI BAOBEI JIANKANG CONG TOU DAO JIAO

〔美〕卡拉·泛米莲·纳特松　著

崔玉涛　译

*

北 京 出 版 集 团 公 司

北 京 出 版 社 出版

（北京北三环中路6号）

邮政编码：100120

网　　址：ｗｗｗ．ｂｐｈ．ｃｏｍ．ｃｎ

北 京 出 版 集 团 公 司 总 发 行

新 华 书 店 经 销

北 京 华 联 印 刷 有 限 公 司 印 刷

*

720毫米×1000毫米　16开本　17印张　247千字

2015年11月第1版　2017年7月第3次印刷

ISBN 978-7-200-11686-1

定价：35.00 元

质量监督电话：010-58572393

　　在美国开会期间，我在波士顿的一家书店内偶然发现美国同行卡拉·泛米莲·纳特松医生撰写的《0~12个月宝贝健康从头到脚》一书，感觉内容不仅精准而且非常贴近家长，是一本十足的医学科普书籍。回国后，在父母必读杂志社的鼎力帮助下，这本书翻译成中文，出版后在全国热销，得到家长们的一致认同。家长通过对婴儿各器官的了解，逐渐认识相关问题和疾病，学会了正确理解生长和疾病等知识。此书的翻译出版，不仅为中国家长提供了一本精准的儿科科普书籍，也为我自己的医学科普历程提供了模板式的启迪。

　　看过《0~12个月宝贝健康从头到脚》一书的家长的孩子已经逐渐长大，度过了1周岁的生日。家长还能否再找到一本继续成为自己助手的儿科医学科普读物呢？幸好，卡拉·泛米莲·纳特松医生又编写了《1~4岁宝贝健康从头到脚》一书。

　　我与北京和睦家医院儿科的涂绘玲医生、白洁医生一起将此书翻译成中文，希望为家长在对待婴幼儿常见疾病上予以精准、科普式的帮助和指导。本书仍沿用《0~12个月宝贝健康从头到脚》一书的风格，从帮助家长认识疾病的角度介绍相关常见疾病的知识。

　　本书不仅适于婴幼儿家长阅读，同样适于儿童健康工作者、早教及幼教人员、孩子的祖辈等相关养育者阅读。

　　在本译本面世之际，感谢父母必读杂志社又一次的鼎力帮助。多年来，这个具有专业背景的团队一直支持我为众多的家长解释他们最关心的儿童健康与医疗问题。我对这本杂志的办刊理念和她们的敬业精神非常了解。同时，我也相信将这本书加入"父母必读养育系列图书"，一定能使更多的家长从中受益。希望此书为大家带去科学、易懂的指导，成为家长养育孩子的有力助手。

再次感谢涂绘玲、白洁两位医生的辛勤工作！

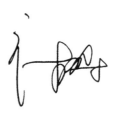

致谢
Acknowledgements

我衷心感谢所有参与修正本书初稿的医生们，是你们保证了我的建议既准确又突出，同时继续教导我如何做一名优秀的儿科医生。感谢摩丝·丹尼尔-鲍尔、安迪·梵恩、西瑟·富勒顿、罗伯特·克莱蒙、大卫·克拉森、黛博拉·莱门、艾拉·司考尼克、丽莎·斯特恩、香农·泰恩和肯·赖特。感谢随时随刻给予我建议的罗恩·巴赫、安德鲁·弗雷德门、凯瑟琳·富勒、威廉·哈侬、哈利·科恩博拉姆、丹利·瓦伊和乔安妮·卢瓦。

感谢第十街儿童中心的同伴们，感谢他们对我一如既往的支持、鼓励和给予我的极富有智慧的建议。

最后，感谢我的家人和挚友们，感谢他们的宽容与支持，让我在一边写另一本书的同时，一边又孕育了一个婴儿，同时还继续做全职医疗工作。特别是我的丈夫——保罗，他的思想让我敬佩，他所做的一切让我深深感动。他全力照看两个孩子，使我能全力沉浸于写作中。可以说，我真的嫁了个好人！

卡拉·泛米莲·纳特松

  写此书的初衷与上一本书《0~12个月宝贝健康从头到脚》相同。显而易见，当孩子生病或受伤时，作为父母，你有想要或是很需要的医学信息。由于与孩子有关的某些原因，你需要在凌晨两点给你的家庭医生打电话之前，你的书架上也需要储备一本可供你随时查看的儿童医学书籍。而当你带孩子看完医生，已经忘记一大半儿医生对你说的话，或是又想出了10个新问题时，你的手头更需要一本专门为你写的儿童医学书籍。

  比起照顾新生儿，当面对已步入蹒跚阶段的幼儿时，你会感觉更加轻松和自信。因为你已经对自己的孩子有了很好的了解，因此照顾他变得容易了很多。然而，你已陷入养育孩子的"陷阱"，即使他已满1岁，你仍然需要清晰、简明的建议和指导。

  随着自身生活规律的建立，孩子到了接触社会的时段。学龄前的经历对儿童认知和社会能力的发展相当重要，但同时一系列新的医学挑战接踵而来——频繁感冒、皮肤感染、头虱病等。这也是为什么我将这本书称为我的"汇总书"。我写此书的目的之一是覆盖到所有家长需要了解但又不知如何问及医生的疾病和病症。但书中与此相关的绝大多数内容并不冗长，适宜家长阅读理解。撰写此书时，我会同时打开两个电脑屏幕，在微软Word黑白文档和我所选定的互联网上可供参考的网址之间敲击。在挤满作家的咖啡屋内，人们在经过我的身边时，总会瞥一眼我的电脑，并在专注于我的电脑屏幕的同时发出叹息声。我知道他们看到了屏幕上显示的头虱照片或网站上显现的其他粗糙脱屑皮疹的图片。

与《0~12个月宝贝健康从头到脚》一书风格相似，本书每章都专注于身体的某一个部位。每章由许多节段构成，详细阐述影响婴幼儿的常见疾病。每节由以下几部分组成：婴幼儿体内到底出了什么问题？父母应该做什么？何时应向医生请教？应进行怎样的检查？其结果能说明什么问题？有哪些治疗方法？可能发生的并发症有哪些？这个框架为充分了解孩子所出的疾病问题的性质和解决办法提供了充足的信息。本书的独特之处是在每章的开始部分用图示详尽描述相关身体部位特征，作为每一章贯穿各个节段内容的参考。

本书中医学术语用**粗体**标注，旨在帮助家长在医院或在诊室内识别那些专业医学词语。

本书的第2部分和第3部分着重介绍常见检查和疫苗接种及儿童发育历程。这些主题会给家长带来丰富的数据和信息。这些科普内容及背景信息有助于家长与儿科医生以适当形式讨论相关疾病内容。

本书涉及的内容题目，是从每日我在诊室内遇到的大量事件中选择出来的，还有很多所谓罕见的疾病和复杂的亚专业内容并未包括在本书中。

虽然，从内容上看，本书覆盖了与1~4岁婴幼儿相关的问题，但其实书中很多内容也适用于学龄前或学龄儿童。希望《1~4岁宝贝健康从头到脚》这本书能够帮助家长们获取更多有意义的养育信息。

卡拉·泛米莲·纳特松

目录
Contents

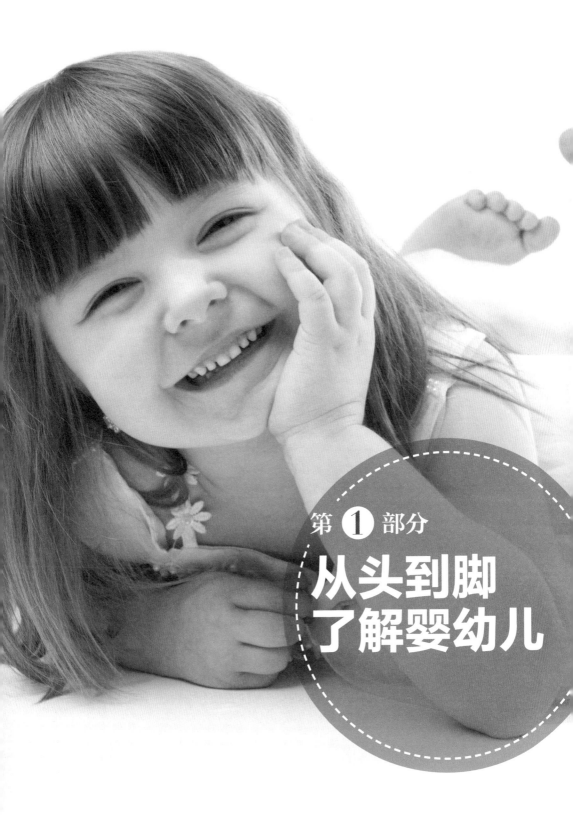

第 **1** 部分

从头到脚
了解婴幼儿

第 **1** 章

皮肤和皮疹

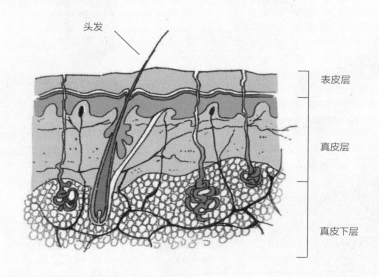

头发

表皮层

真皮层

真皮下层

　　皮肤由位于最上面的一个薄层(表皮层)和下面的两个厚层(真皮层和真皮下层)组成。其中,头发、表皮层、真皮层和真皮下层都与皮疹的形成有关。

水痘

 ## 婴幼儿体内到底出了什么问题？

几乎所有的婴幼儿都会患上或曾经患过水痘。**水痘**是一种病毒感染性疾病，可引起发烧和皮疹。初期的皮疹为红点，48～72小时内发展为水泡，继而形成结痂。水痘的突出表现是所有年龄段的孩子都会出现点状皮疹，初期为凸起的粉红色，后期为扁皱的灰暗色。点状皮疹很小，其直径范围只有1～5毫米。

由水痘引发的皮疹感觉非常痒，所以，孩子会经常抓挠皮疹处而使水泡破裂。之后，开放的创口会继发细菌感染，而感染的水痘容易遗留疤痕。破损的皮肤也会提供细菌进入体内的途径，造成其他可能出现的较严重的并发症。

水痘的传染性很强。如果和患有水痘的孩子有皮肤直接接触的行为，水痘病毒就很容易传播。所以，水痘患儿在第一颗水痘还没有出现之前就已进入传染期了。在疾病早期，皮疹还没有出现前，水痘病毒隐藏在呼吸道飞沫中。**呼吸道飞沫**是通过咳嗽由口腔中排出的潮湿的微小粒子。水痘患儿的年龄越大、咳嗽越有力，呼吸道飞沫传播的距离越远。由于患儿咳嗽和用双手清理鼻涕，水痘病毒可以存在于门把手、玩具和你能想象到的任何地方。

水痘的潜伏期是10～21天。这意味着，婴幼儿会在接触病毒的1～3周内出现皮疹和发热症状。

过去，家长们会经常组织"水痘聚会"。聚会的目的是让没有患过水痘的孩子和新患病的孩子在一起，希望没有患过水痘的孩子受感染而患上水痘。现在有了水痘疫苗，而且这个病的潜在危险性还在增加，因此，家长们很少再组织"水痘聚会"了。

近年来，**水痘疫苗**已成为儿童计划免疫中的一部分，在婴幼儿进入幼儿园或日常看护中心前，强烈推荐给婴幼儿接种此种疫苗（在很多国家要求接种）。日本已经使用水痘疫苗几十年了，美国最近10年才较多使用。大约10%的婴幼儿在接种水痘疫苗后还会患水痘，但表现会轻得多，很少继发感染和发生其他并发症。

水痘病毒被再激活后会引起带状疱疹。一旦感染了水痘之后，水痘病毒潜伏在特定神经的**神经节**内，并处于休眠状态。当机体处在强大的刺激下，比如正在对抗感染或免疫系统受到抑制，潜伏在神经节处的病毒就会被再激活，继而会沿着神经走行到达皮肤。带状疱疹和由水痘引发的皮疹非常像，最早表现为红点，继之形成水泡，最终形成结痂。但和水痘不同的是，带状疱疹只是出现在神经节走行的特定皮肤区域，因此它是孤立存在的。同时，受累的神经在病毒沿神经走行的过程中会有刺痛或烧灼痛感。这就是为什么带状疱疹既痒又疼。

父母应该做什么？

如果孩子接触了水痘病毒，他之前又没有接种水痘疫苗，那父母应尽快带他接种水痘疫苗。研究表明，在接触水痘病毒的72小时内给孩子接种水痘疫苗，会降低水痘的严重性，并缩短水痘病程。

但很多时候，父母并不知道他们的孩子接触了水痘病毒。因为，在任何地方都可能接触到水痘病毒，比如公园、鞋店、学校和露营地。而且，在皮疹出现之前，水痘病毒就已经具有传染性了。很多父母在孩子患了传染性疾病后都会注意让自己的孩子与外界隔离，但如果他们根本不知道自己的孩子已经患病，也就无法做到及时隔离。

不能给小于1岁的孩子接种水痘疫苗。如果一个1岁或更小的孩子接触了水痘病毒，父母唯一能做的就是观察和等待。母亲的抗体在孩子体内可以存在1年，如果母亲患过水痘将对孩子非常有利，因为在孕期抗体可通过胎盘传递给胎儿。

如果接种过水痘疫苗的孩子接触了水痘病毒，父母能做的也只是观察和等待。这些孩子受到疫苗的保护，大约10%的孩子会在几周内出现水痘样皮疹。

孩子患了水痘，必要时可以给他使用解热镇痛剂。但切忌给孩子服用阿司匹林。因为，在患水痘的同时服用阿司匹林会带来肝损害和脑损害，导致**瑞氏综合征**。可以选用对乙酰氨基酚，非常安全。

对严重的水痘患儿来讲，止痛很重要。让孩子在含有燕麦的冷水中泡澡，可以从商店购买燕麦，也可以从超市或药店购买含有燕麦的浴液。当孩子洗完澡后，不要给他彻底擦干，而要轻拍他，使他身上覆盖一层含淀粉的薄膜，这层薄膜可以减轻瘙痒症状。

修剪孩子的指甲是减少水痘并发症的最好方法，因为，给孩子修剪指甲会降低由于抓挠而导致的皮肤破损率。听起来很简单，但它的重要性不能被忽视。抓挠皮肤后皮肤破损会导致继发感染，这是水痘最常见的并发症。

有些水痘症状是非常轻的，有时会轻到不出现一个皮疹。因此，有些成人会以为自己从来没有患过水痘，而实际上他患过，而且有95%的可能已对水痘病毒免疫。

何时应向医生请教？

水痘出现并发症时，需要带孩子去看医生。如果孩子有高热，但解热镇痛剂不起作用或有水痘继发感染，比如红、有脓、比别的孩子更脆弱或疼痛，需要带孩子去看医生。同样，如果孩子因为口腔或咽喉疼痛而拒绝进食和饮水，也需要带孩子去看医生。

如果孩子体温正常后又出现发热时，父母需要和医生联系，因为这是继发感染的征象。

在非常罕见的水痘病例里，水痘病毒可以进入孩子体内影响其肝脏、肺脏或大脑。如果孩子有明显的咳嗽和呼吸困难的症状，应带他去看医生。如果孩子变得有攻击性、嗜睡或走路不稳，需要立刻联系医生。

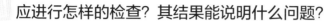

应进行怎样的检查？其结果能说明什么问题？

水痘是一个临床诊断，如果父母了解水痘的症状表现，也可以做出诊断。但多数医生在水痘刚刚开始的几秒内就可以做出诊断。

只有水痘出现并发症时才需要检查。如果医生怀疑水痘病毒扩散进入孩子的体内脏器时，他会给孩子进行血液检查。

有哪些治疗方法？

治疗水痘的一线方法是以上提到的补救措施。但严重和有并发症的水痘需要医疗干预。

如果孩子患病严重，抗病毒药阿昔洛韦可以缩短病程。皮疹变得严重，或病毒进入血液循环、肺脏、脑或其他器官的情况下，才可以使用这种抗病毒药。阿昔洛韦也用于治疗带状疱疹。

出现继发感染时，需要使用抗生素。对于由病毒感染引起的水痘，抗生素只是治疗细菌，所以，不会对水痘本身的过程产生影响。抓挠之后继发的细菌感染会导致其他可能的并发症，所以抗生素的使用非常重要。

燕麦浴后不能减轻瘙痒感时，就要使用抗组胺药物。其中，非处方药物有苯海拉明或氯雷他定；处方药物有羟嗪或西替利嗪。部分止痒药物，特别是苯海拉明，可以改变觉醒状态。在大多数情况下，这些药物会使孩子困倦，但也可能有相反的作用，即会使孩子极度活跃。大约有75%的孩子使用苯海拉明后会困倦，25%的孩子会活跃。

可能发生的并发症有哪些？

如果孩子的咽喉部出现皮疹，吞咽时会感觉到难以忍受的疼痛，这会引起**脱水**。为预防脱水的发生，可以使用较强的止痛药。解决了咽喉疼痛，孩子就愿意多饮水，这样就可以防止脱水。如果孩子出现脱水，可能会需要静脉输液。

在罕见的水痘病例中，水痘病毒会随着血液循环进入身体其他器官，如肝脏（引起**肝炎**）、肺脏（引起**肺炎**）或脑（引起**脑膜炎**或**脑炎**）。

另一个少见的并发症是血液凝固。水痘病毒存在于血液中，会引起血管痉挛或使血液凝结，最终形成血液凝块（**血栓**）或感染性栓子（**败血症性栓子**）。这些栓子可以在体内游走，会对身体造成不同的损害，引起不同的并发症。比如，肺脏内如果有栓子，将引起呼吸方面的问题（**肺栓塞**）；脑中如果有栓子，将引起严重的脑部问题（**休克**）。

柯萨奇病毒感染（手足口病）

婴幼儿体内到底出了什么问题？

之所以将柯萨奇病毒感染命名为手足口病，是因为感染后皮疹会出现在手、足和口腔部位。皮疹表现为在红色的基底上有直径1~2毫米的水泡，水泡不痒但有疼痛感。

这种可怕的手足口病多是由柯萨奇病毒引起的，柯萨奇病毒是**肠道病毒**的一种。虽然柯萨奇病毒是最有可能引发手足口病的元凶，但现在得知其他肠道病毒也可以引起类似的皮疹。

在口腔中的水泡会感觉特别疼。孩子的咽喉会越来越疼，由最初进食固体食物时感觉疼痛，渐渐发展到喝水时也会感觉疼痛难忍。有的孩子甚至因为疼痛而不愿意吞咽唾液。当孩子因为不舒服不愿意进食和喝水时，他就会发生脱水。

手足口病会伴随发热，孩子的体温可高达40.0℃（104℉），这样孩子会感觉很不舒服。

手足口病的皮疹类型有所不同。在幼儿中，皮疹可遍及腿部、股骨和尿布部位。在这些部位有扁平的小红点，而没有水泡。虽然皮疹不痒，但在尿布部位仍会感觉不舒服。

虽然我们将此种疾病命名为手足口病，但这3个部位并不一定都会出现皮疹。在一些轻的手足口病例中，只是在其中的1个部位出现1个或2个水泡。

柯萨奇病毒极具传染性。可以通过唾液传播，可以存在于玩具、门把手或其他物品的表面，最长可达2周。所以，学校会出现暴发流行。手足口病潜伏期为3~7天，在接触病毒后1周内出现症状，皮疹持续存在7~10天。

柯萨奇病毒感染可发生在一年中的任何时候，但最常见的是夏季和秋季。

值得注意的是，如果一个孩子患过手足口病，理论上他不应该再次患病。但由于多种肠道病毒都可引起手足口病，所以，有的孩子会不止一次患病。

父母应该做什么？

如果孩子患了手足口病，要尽可能让他感觉舒适，出现发热时使用解热镇痛剂。

孩子身上的皮疹不会有不舒服的感觉，所以，不需要任何药膏或洗液。但如果皮疹出现在口腔中，孩子会感觉疼痛。如果孩子不想进食固体食物，那就给他补充液体以防脱水。冷的液体可减轻孩子咽喉的不适，热的液体会让孩子有烧灼感。冰激凌、果汁饮料、奶昔等是最好的选择。

有时候咽后部的剧烈疼痛使孩子进食冷液体时也会感觉疼痛，最简单的办法是去买一瓶"神奇的漱口水"，它是氢氧化铝、氢氧化镁和苯海拉明的混合物，可覆盖在咽喉表面减轻炎症反应。

何时应向医生请教？

如果父母能确定孩子患了手足口病，就不需要就医。但如果父母认为孩子可能会出现脱水，或孩子感觉疼痛剧烈没有办法缓解时，那就需要与医生取得联系。

应进行怎样的检查？其结果能说明什么问题？

总的来说，柯萨奇病毒感染不需要任何检查。但如果皮疹继发感染，或孩子有脱水表现时，可能需要血液检查，包括全血细胞计数、血培养和电解质测定。

有哪些治疗方法？

因为是病毒感染，所以没有药物可以缩短病程或快速清除感染。药物治疗都是以减缓疼痛为目的的。

当疼痛限制了液体的摄入，"神奇的漱口水"又不起作用时，用一些止痛药会有所帮助。可待因很有效，但会引起诸如困倦、胃部不适和便秘的副作用。孩子感染柯萨奇病毒后，因为疼痛而需要服用可待因的情况很少见。

皮肤继发感染需要使用抗生素。皮疹不痒，孩子很少抓挠，所以感染不常见。

个别手足口病例会出现脱水症状，这时需要去急诊室就诊或在医院留观1晚，并进行静脉输液。

"神奇的漱口水"

卫生保健机构和卫生互联网站有不同版本的"神奇的漱口水"。所有的处方中都含有两种成分，其中一种可以覆盖口腔和咽喉表面，另一种可以减轻炎症。这些成分会使患儿进食或喝水时感觉舒服，防止脱水的发生。

一些成人用的漱口水会含有局部麻醉药物，如利多卡因。当含有上述成分时，不能吞咽漱口水。由于这个原因，在儿童的处方中很少含有局部麻醉药物。

下面是我最喜欢的"神奇的漱口水"的处方，是1份氢氧化铝和氢氧化镁的混合物与1份儿童苯海拉明溶液的混合。你可以一种1茶匙进行混合，也可以一种1杯，或者一种1瓶，重要的是两种成分的剂量要一样。根据病情需要，可以隔2～4小时重复用药1次。但如果24小时内使用超过4次或5次，或它根本不起作用，那就需要与医生取得联系。

体重（千克）	"神奇的漱口水"的剂量
<20	遵医嘱
20~24	1/2 茶匙 (2.5毫升)
25~29	3/4茶匙 (3.75毫升)
30~34	1茶匙 (5毫升)
35~39	1¼茶匙 (6.75毫升)
40~44	1½茶匙 (7.5毫升)
45~49	1¾茶匙 (8.75毫升)
50~60	2茶匙 (10毫升)

可能发生的并发症有哪些？

脱水是最常见、最严重的结果，这会在第18章详细描述。

任何皮疹都有可能继发皮肤感染，因为手足口病的皮疹不痒，所以很少发生皮肤感染。

在个别手足口病例中，柯萨奇病毒可以扩散至身体其他部位，通过血液循环到达肺脏引起肺炎，到达心脏引起心肌炎，也可以引起**无菌性脑膜炎**，表现为颈抵抗、严重的头痛和持续发热。区别无菌（或是病毒）性脑膜炎和细菌性脑膜炎是非常困难的，后者情况更为危急。如果怀疑孩子有患脑膜炎的可能，需要立刻带他看医生，以判断是否需要进一步入院治疗。

尿布疹

婴幼儿体内到底出了什么问题？

尿布疹是指出现在腹股沟和臀部皮肤的皮疹。尽管叫作尿布疹，不使用尿布的孩子也同样会出现。尿布疹是用来描述尿布、纸尿裤和内裤覆盖部位出现的任何皮疹的，包括臀部、大腿的皱褶处、阴茎、阴道和肛周皮肤。

尿布疹分为四种基本类型：刺激型皮疹、发炎性皮疹、酵母菌感染型皮疹和细菌感染型皮疹。尿布覆盖部位也可能会出现湿疹、牛皮癣、脓疱病和疖疮，这些皮疹除了腹股沟和臀部，还会出现在身体其他部位，所以它们不是尿布疹，因此，在本节中不作详述。

刺激型皮疹是最常见的尿布疹类型。一次性尿布含有极强吸附作用的化学物质或鲜花味道的香料，布尿布采用含有香料的清洗剂洗涤或采用棉织柔软剂清洗晾干，都会导致皮疹的发生。尿、便附着于皮肤上时间过长，也会引起皮疹。使用尿布的孩子身上经常会有这些问题发生，而穿内裤的孩子如果清洁不彻底也会发生此类问题。穿着过紧的尿布、纸尿裤、湿的内裤时间过长都会引起皮疹。

由于任何刺激引起的皮疹的症状表现大体相同：疙疙瘩瘩，呈粉红色。出现尿布疹后，有的孩子没有任何表现，而有的孩子会在父母给其更换尿布或简单擦洗臀部时哭闹。

发炎性皮疹是由尿布摩擦皮肤引起的，受摩擦的部位皮肤发红，小婴儿在腹股沟和大腿脂肪皱褶处的皮疹会更严重。这些皱褶相互摩擦而且局部潮湿，使皮肤更敏感。孩子在走路或跑步时，两大腿处受到摩擦也会出现发炎性皮疹，尤其是膝外翻或扁平足的孩子。发炎性皮疹的颜色通常看起来比过敏性皮疹的要红。因为局部空气不流通，皮肤受到严重摩擦时会引起出血或形成水泡，所以皮肤皱褶处的皮疹最严重。

酵母菌感染型皮疹是发生在腹股沟处的另一种皮疹，通常是由**白色念珠菌**引起。酵母菌是正常人体共生菌，但它的存在只有一定数量。在温暖、潮湿、黑暗的区域内，酵母菌生长很快，有时会失控。对酵母菌来说，尿布覆盖的腹股沟和臀部是最理想的滋生场所。使用尿布或纸尿裤的婴幼儿容易感染，但已经进行排便训练的儿童同样也会出现酵母菌感染。如果穿内裤的孩子的臀部擦拭不彻底，那么局部环境和潮湿的尿布是一样的。

绝大多数人认为酵母菌应该是白色的，因为引起鹅口疮的酵母菌是白色的，但在尿布周围的感染却不同。酵母菌感染型皮疹是形状规则的红色斑块，表面坚韧、发亮。当孩子有酵母菌感染后，擦拭尿布区域会有刺痛感。更麻烦的是，即便是孩子大部分时间不穿尿布或内裤，酵母菌感染型皮疹也比其他类型的尿布疹难治疗。

酵母菌感染型皮疹可单独出现，但经常与其他类型的尿布疹同时出现，这是因为孩子的皮肤变得更敏感，酵母菌更容易滋生。因此，酵母菌感染型皮疹可以出现在整个腹股沟处，也可以是孤立小斑片，单独存在或滋生在其他皮疹之上。

当皮肤受到体内正常菌群的侵袭并繁殖，或皮肤干燥有裂痕和小破损时，也会在尿布区域出现**细菌感染型皮疹**。细菌感染型皮疹外观为鲜红色，有时会渗出黄色液体或白色脓液，偶尔皮疹会结痂。大多数细菌感染型皮疹局部触之温热，擦拭时有剧烈疼痛感。细菌感染型皮疹要么为界限清晰的点状皮疹，要么形成连续的感染带。

父母应该做什么？

治疗和预防各种尿布疹的最好办法就是流通空气。发现孩子患了皮疹后，尽可能地给他少用尿布。同时，给孩子更换尿布时，让他的臀部裸露几分钟，或尽可能延长裸露时间。这样虽然不能完全解决问题，但可以让皮疹部位的皮肤和空气充分接触。

要尽可能保持婴幼儿臀部的清洁和干燥。婴幼儿臀部置于潮湿、不干净的尿布或内裤内的时间越长，其皮肤接触尿、便的时间也越长。

清洗婴幼儿臀部的时候，需要使用清水和棉布，而不能用含有香料的擦拭巾擦拭，也不能只是将婴幼儿的臀部浸泡在冷水盆中进行清洗。使用事先包装好的擦拭巾，会刺痛婴幼儿已受损的皮肤，使皮疹加重。必须使用时，一定要先用清水漂洗。无酒精、无香料的擦拭巾是另一种选择。

在给婴幼儿换尿布时，将少量玉米淀粉涂在其腹股沟和臀部皮肤上，可促进皮疹的愈合。玉米淀粉可以吸走湿气，降低酵母菌生长的可能性。可以直接将玉米淀粉涂抹在婴幼儿的皮肤上，也可将其和氢氧化铝调成糊状后在皮疹处涂上薄薄一层。玉米淀粉间所含的少量空气可以将早期的尿布疹抑制在萌芽阶段。

如果皮疹越来越严重，应使用含锌的尿布疹药膏。锌可以治疗皮肤疾病并形成一层屏障，使皮肤免受尿、便的刺激。市场上有很多种含锌的药膏，但要注意的是，锌也会刺痛婴幼儿已过敏的皮肤。所以，在使用这些药膏之前，先在患处涂上一薄层凡士林霜，这样会减少刺痛感。如果出现了酵母菌感染，应使用抗真菌药膏。在治疗章节将介绍各种药膏的使用。

何时应向医生请教？

皮疹加重或持续没有好转时，应向医生请教。大多数皮疹在3～4天内就应好转，超过1周皮疹仍不见好转，需要带孩子去看医生。

如果皮疹持续加重并出现细菌感染征象（局部皮肤特别红，有脓性或黄色液体渗出，局部触之温热），应带孩子去看医生。如果同时出现发热，或尿布区域出现片状脱皮，也必须带孩子去看医生。

应进行怎样的检查？其结果能说明什么问题？

出现尿布疹时，几乎不需要进行相关检查。但如果皮疹很严重或持续存在，细菌培养可帮助明确病因。

有些出现在尿布覆盖部位的其他皮疹，比如湿疹和牛皮癣，也会在身体的其他部位出现。当尿布覆盖部位首次出现皮疹时，看起来就像普通的尿布疹，但不容易消退。有时，皮肤科医生做个小的皮肤活检就可以帮助诊断。有时，皮疹转移到身体的其他部位，不需进行检查就可明确诊断。

有哪些治疗方法？

就像前面提到的，玉米淀粉和含锌的药膏都对尿布疹有治疗效果。市场中可买到数百种药膏，都自称所含成分有助于皮肤愈合。但经证实，能够改善受损皮肤并使皮肤愈合的成分只有尿囊素、炉甘石、鱼肝油、二甲聚硅氧烷、高岭土、羊毛脂、矿物油、凡士林、白矿脂和锌。

其他广告中提及的药膏添加成分并没有实际的效果，如维生素D_3、秘鲁香液、硝酸铋、维生素E等。

最后，还要避免药膏中引起病情加重的添加成分，如硼酸、樟脑、石炭酸、甲基水杨酸及安息香酊剂混合物等。

对于酵母菌感染型皮疹，使用抗真菌的药膏可以抑制，或者说至少可以减缓酵母菌的生长。重要的是，必须牢记酵母菌喜欢温热、黑暗、潮湿的环境。因此，使用抗真菌药膏的同时让受损皮肤多接触空气，效果会更好。最常使用的抗真菌药膏包括：制霉菌素、特比萘芬或含有吡咯环的药物。

可能发生的并发症有哪些？

时间久了，一种类型的尿布疹往往会发展成为另一种类型。因此，尿布疹最主要的并发症是出现另一种类型的尿布疹。此外，少见的并发症还有疤痕、出血和疼痛。当清洁尿布覆盖区域或尿、便与娇嫩皮肤接触时，会引起疼痛感。

湿疹（干皮肤）

 婴幼儿体内到底出了什么问题？

大多数婴幼儿在某段时期都经历过干皮肤的过程。有时只是在膝盖后面或肘部的皱褶处出现小斑块；有时是很大一片皮肤发干，比如大腿前面；还有时是全身皮肤都干燥。

医学上将干皮肤称为**湿疹**或**特异性皮炎**。典型的湿疹出现在婴幼儿的膝盖和肘部，也可以是其双颊部、耳后、腕部或踝部皮肤干燥或出现红斑，也有的孩子的大腿上、胳膊后面或腹部出现与皮肤颜色相同的肿块。湿疹的颜色可以和正常皮肤一样，也可以是鲜红色。

引起湿疹的主要原因有两个：空气和过敏。皮肤是由于空气变干的。当我们出汗的时候，通过皮肤蒸发水汽并使我们的体表温度降低。但如果皮肤频繁地湿润和变干燥，或是不够湿润，那它就会变得特别干燥。如果每天晚上给孩子洗澡，就会发现他的皮肤逐渐变得粗糙。在干燥的气候下和冬天使用室内加热系统，皮肤会很快丢失水分。每天经常洗手的人，比如医生，不得不经常使用护手霜，否则皮肤就会干裂。

另一个引起湿疹的原因是过敏。香水、清洁剂、染料和颜色、衣物原料，甚至于食物都会使皮肤变干和红肿。过敏后，有的孩子会出现明显的皮疹，反之，其他孩子只是皮肤干燥和脱屑。因为皮疹会出现在与刺激物直接接触的皮肤上，所以通常能知道皮疹是由哪一种刺激物引起的。因此，如果刺激物是清洁剂，皮疹仅表现在与清洁剂相接触的皮肤部位。另一种常见的刺激物是皮带和裤子上经常使用的镍币，皮疹也只出现在镍币与皮肤直接接触的部位。

由于香水、清洁剂等过敏引起的皮疹的分布规律，并不适用于食物过敏引起的皮疹。事实上，当食物引起湿疹时，皮疹可以局限在非常小的区域，比如口周，也可以遍及全身。

♥ 父母应该做什么？

如果孩子的皮肤干燥，那么降低给他洗澡或淋浴的频率。但如果孩子活泼好动，每天回家都是一身泥，父母会很难做到这一点。重要的是要使用低敏的保湿露给孩子的皮肤补充水分，特别是在给他洗澡后，保湿露使用得越多，能补充的水分也越多。皮肤科医生经常建议使用的用品有凡士林、优色林、艾维诺，甚至是黄油罐头。

夏季，尽量不带孩子去含氯的游泳池游泳，或在孩子游完泳后，给其冲洗干净身体。因为氯是导致湿疹加重的一个常见原因。

室内有加热系统而使湿疹加重，建议使用加湿器或喷雾器，目的是使空气变得湿润，以利于皮肤保湿。但要注意不要使用湿度太大的加湿器，因为水滴会凝结在墙壁或天花板上，这会导致霉菌生长，引起另一个可能影响健康的新问题。而且要经常清洗加湿器，防止器内细菌和霉菌生长。

当发现刺激皮肤的物品时，应立即去除。一旦皮肤过敏后，即使你不认为清洁剂、肥皂或洗液是罪魁祸首，也应使用无色、无香味的清洁剂、肥皂和洗液。香料和颜色会使原本过敏的皮肤更加严重，所以，这么做会阻止过敏的进一步发生。也可以将衣物额外漂洗1次，确保将清洁剂全部洗净，这样有助于加快皮疹的痊愈。同时，不要忘记修剪孩子的指甲。干皮肤很痒，短的指甲会减少抓挠后出血和其他并发症的发生。

♦ 何时应向医生请教？

由于干燥引起的皮肤出血，应得到医生的治疗，因为皮肤出现裂口很容易受到感染。如果治疗期间湿疹继续扩散，或湿疹引起婴幼儿明显不适时，也应请教医生。

应进行怎样的检查？其结果能说明什么问题？

多数情况下，湿疹不需要任何检查。避开刺激物，使用保湿露或抗炎症反应药膏后，湿疹会有所缓解。但如果湿疹变得非常严重，并怀疑是由过敏所致，需要进行必要的检查。

过敏试验可以是皮肤点刺试验，也可以是抽取静脉血化验。以上都会引起孩子不适，所以医生不常给孩子做。对于2岁内的孩子而言，其准确度有限。而且即使进行了过敏原检查，也未必能够证实湿疹的真正原因。所以，寻找过敏原最容易的方法是反复试验的试错法。去除可能的过敏原，如果皮肤有所改善，重新1次加入1种可疑物，观察孩子的反应。

进行过敏试验的两种主要方法是皮肤试验和RAST血液检测，但没有一种试验是完全可信的。

皮肤试验是用细针刺入孩子的皮肤，每针都含有特定的过敏原，比如猫毛、霉菌、鸡蛋等。如果某一针刺点周围红肿，说明试验为阳性。如果孩子明确表示愿意测试，那试验会进行得很好。如果孩子的年龄小于2岁，阴性的结果也说明不了什么，只有阳性结果证实过敏的存在。比如鸡蛋的刺入点周围的皮肤如果没有反应，那结果为阴性，但孩子仍然有可能对鸡蛋过敏。大点儿的孩子进行皮肤试验更可信一些。

RAST血液检测是测定过敏的最常用的血液检测方法。从静脉取血，不能是手指或足后跟血，然后检测各种过敏原。如果湿疹严重不能进行皮肤试验或皮肤试验可能会引起严重反应时，可选用血液检测。和皮肤试验一样，RAST血液检测的结果对小婴儿来说也并不十分可信。

我们应该记住，像苯海拉明、氯雷他定、非索非那定、西替利嗪等抗组胺药物能干扰过敏原检测的结果。如果孩子正在服用其中的任何药物，停用1周后再检查。

有哪些治疗方法?

治疗湿疹最有效的方法是保湿和去除刺激物。有些湿疹病例除了使用保湿剂外,还需要使用激素药膏或非激素抗炎药膏进行治疗。激素药膏作用极强。非处方激素药膏含有0.5%或1%的激素,处方药膏含有2.5%的激素或更高。因为机体可吸收激素,所以药膏使用过于频繁或范围过大,就会出现副作用。当机体吸收了大量的激素,就会出现情绪和食欲改变。但需要强调的是,这些副作用极少发生。更常见的副作用是同一个部位使用激素时间过长,该部位皮肤会变薄,会出现色素沉着。在这些激素药膏中,作用最轻的是1%的氢化可的松,居中的是曲安奈德,作用最强的是丙酸氟替卡松和糠酸莫米松。

非激素抗炎药膏是另一个选择,经常使用的两种是他克莫司和吡美莫司,都可有效缓解皮肤的发炎症状。人们最初认为非激素抗炎药膏的副作用比激素药膏少,但2005年在非激素抗炎药膏的说明书中又增加一条,即使用这些药膏后致癌的危险因素可能增高。目前正在研究这个问题,现在的建议是尽量避免给婴幼儿,特别是年龄小于2岁的婴幼儿使用这些药膏。

可能发生的并发症有哪些?

因为皮肤干燥会有裂痕,所以很容易感染。孩子抓挠过敏处,皮肤也会破损、继发细菌感染。皮肤一旦感染需要进行抗生素治疗。

还有许多与湿疹连带的情况,包括:**哮喘**、不同于湿疹的皮疹——**荨麻疹**、**耳部感染**和**鼻窦炎**。像湿疹一样,炎症出现在人体的不同部位,比如肺脏、皮肤、鼻窦等,影响了相应器官的功能。侵袭肺脏,炎症可致气道阻塞出现呼吸困难;侵袭皮肤,炎症可引起水肿、应激和瘙痒;侵袭鼻窦,炎症可引起充血,为细菌感染创造有利的环境。因为炎症是所有问题的核心,所以我们会发现一个孩子除了患有湿疹之外,还合并其他皮肤敏感问题、过敏、鼻窦疾病或哮喘。事实上,湿疹、哮喘和过敏共存的三联征即常说的**遗传性过敏症**。

雀斑和胎痣

 婴幼儿体内到底出了什么问题？

雀斑是小的色素沉着，由日晒引起，通常比橡皮帽小。胎痣比雀斑大，是遗传因素与日晒共同作用的结果。它们均来源于能产生黑色素的皮肤细胞，这种细胞又叫**黑素细胞**。经常接受日晒的皮肤容易出现雀斑，日晒严重的地方雀斑还会成片出现。而胎痣可以出现在皮肤的任何部位，大小和形状变化很大。

医生会检查孩子身上的每一颗胎痣，而且需要进行长时间观察，看形状、大小、颜色、外观有无变化。总的原则是如果胎痣是规则的圆形，颜色和质地均匀，那一般情况下就是良性的。如果形状不规则，表面凹凸不平，或者担心孩子身上的胎痣有问题，那就带他去看皮肤科医生。

 父母应该做什么？

对于雀斑和胎痣，父母不需要做什么，只需要告诉医生你看到的变化和你所担心的问题。如果不能确定胎痣在变化，那就每隔几个月拍张照片作比较。

预防雀斑和胎痣的最好办法是使用防晒霜。防晒霜是用防晒系数来分类的，防晒系数可从0到50。建议儿童使用防晒系数较高的防晒霜和其他有婴幼儿特色的产品，比如有颜色、容易使用、有防水作用的产品，可以减少使用防晒霜的次数，千万不要使用防晒系数小于15的产品。皮肤的裸露部位都要涂抹防晒霜，包括脸、耳朵、前额、小腿，如果穿着游泳衣，那孩子的身体需要涂抹防晒霜的面积就会更大。如果孩子不戴帽子或头发很少，头皮上也需要涂抹防晒霜，同时不要忘记给他的足背涂抹防晒霜。

何时应向医生请教？

如果胎痣的大小、形状、颜色或质地发生变化，需要与医生取得联系。如果胎痣突然出血、瘙痒或溃烂，也需要联系儿科医生或皮肤科医生。

 应进行怎样的检查？其结果能说明什么问题？

对于小婴儿而言，不建议切除胎痣。为了明确胎痣是良性还是恶性，皮肤科医生往往会取一小块儿组织做**活检**。孩子年龄越大越需要做此项检查，如果是小婴儿，则很少做。

 有哪些治疗方法？

如果皮肤科医生和儿科医生都认为胎痣的性质可疑，那就会做活检或干脆把它切除。药物、药霜或激光都不能代替手术治疗。

 可能发生的并发症有哪些？

随着时间的推移，胎记和胎痣都有可能变成恶性。大约1%的新生儿会有1个或多个胎痣，其中大部分都非常小。小的胎痣发生癌变的概率很低，而且只在青春期和青春期后发生。

胎痣越大，癌变为黑素瘤的可能性越大。胎痣的直径大于1.5厘米，有5%癌变的可能。出生时就存在的胎痣和出生后才有的胎痣的癌变概率是一样的。

脓疱病

 婴幼儿体内到底出了什么问题？

脓疱病是由细菌引起的皮肤感染，初始多表现为红斑，逐渐变淡或形成脓液、渗出，最后结痂脱落。

脓疱病的皮疹是由寄生在皮肤上的细菌引起的，比如**葡萄球菌**和**链球菌**。这些细菌如果只是停留在皮肤表面不会引起任何问题，一旦通过皮肤破损处、虫咬处或擦伤处进入皮下，就会引起炎症和局部感染。脓疱病最常见于口鼻周围，但它可以发生在身体的任何部位。

多数脓疱病的病例在2~3周内可自行消退。但有些病例会发生扩散，不是变好而是变坏或持续存在。既往有皮肤疾病病史，比如湿疹的儿童，是发生脓疱病的高危因素，皮肤发炎和红肿也是易感因素。

理论上讲，脓疱病有很强的传染性，因为在一个小的空间聚集了大量的细菌。因为皮肤表面的大部分细菌都是无害的，所以当脓疱病由一个人传染给另一个人后，细菌虽然很容易进入皮下，但不会出现皮疹。细菌也存在于床单、毛巾和衣服上，通过这些途径传播。在皮肤破损处恢复好之前，或使用抗生素少于24小时，脓疱病都具有传染性。

 父母应该做什么？

如果孩子感染了脓疱病，最重要的第一步是向他解释不要用手去接触皮疹。限制碰触和抓挠就可以控制感染的扩散。在反复提醒下，年龄稍大的孩子可以约束自己，但年幼的孩子往往做不到。

指甲下可隐藏细菌，并且易于扩散，所以要经常修剪孩子的指甲。而且，在结痂脱落之前不要去碰它，否则会延缓痊愈的进程，并使原部位再感染。

皮肤要保持湿润，这样可以防止皮肤破损，以减少细菌入侵的机会。频繁洗澡、使用干性香皂和在游泳池游泳都会使皮肤变干。尽可能减少给孩子洗澡的次数；使用有保湿作用的香皂；在游泳池游完泳之后为孩子淋浴或洗澡，并且每次洗完澡后都使用保湿液。

何时应向医生请教？

如果孩子某一个部位的脓疱病变得严重并扩散至其他部位，或2~3周后仍没有好转，应去看医生。如果孩子抱怨皮疹处疼痛，或脓疱病引起发热，都应该带孩子去看医生。

应进行怎样的检查？其结果能说明什么问题？

大部分临床医生都知道这种特殊的皮疹是由什么原因引起的，所以几乎不需要做任何检查。

如果认为细菌已经进入了血液循环，可能需要做全血细胞计数和血培养，但这种情况很罕见。

有哪些治疗方法？

脓疱病通常会自愈。如果不能自愈，可以使用抗生素来杀灭细菌，对于局限的脓疱病可以使用含抗生素的药霜或药膏。有很多种非处方药物，包括新霉素、杆菌肽和含3种抗生素的药膏。如果使用后无效，医生会开一种作用更强的药膏，比如莫匹罗星软膏。

总的来说，因为抗生素药膏可以进入皮下更深，所以比药霜作用好。当然，药霜含有油脂少一些。

下列情况需要口服抗生素：脓疱病扩散至身体较远部位；脓疱出现在鼻腔或口腔内，这些部位无法应用药霜或药膏；局部已使用抗生素药膏，但效果不明显或病情加重。治疗脓疱病最常用的口服抗生素为青霉素、头孢类和磺胺类药物。

可能发生的并发症有哪些？

如果治疗正确，脓疱病消退后不会遗留疤痕。如果孩子经常抓挠则会遗留疤痕，但疤痕会非常浅。

由细菌导致的脓疱病可以扩散到身体较远部位。虽然这种情况很罕见，但会引起更大的问题，比如血液循环感染（**菌血症**）、肺部感染（**肺炎**），或在某些病例中出现全身感染（**败血症**）。需要强调的是，脓疱病引起的感染扩散不常见。

传染性软疣

婴幼儿体内到底出了什么问题？

传染性软疣是婴幼儿时期常见的一种疣样皮疹，是由出疹性病毒族中的一种引起的，这种病毒族中包含水痘病毒。

传染性软疣在婴幼儿身上有不同于成人的表现。圆形斑块，直径1~5毫米，轻微隆起，淡粉色或红色。仔细看，会发现在每个斑块中心有一个小的凹陷，这个凹陷又叫作**脐窝**，是本病的特征。有时传染性软疣斑块只出现在身体一个部位，但更多见的是它们成串成簇出现在身体的三四个不同部位。全身各处皮肤都可以出现传染性软疣，有时伴有瘙痒，数量2~200个不等。

病毒可以通过皮肤的微小破损，通常是头发的毛囊，从皮肤表层进入皮下。多数情况下，病毒不会通过血液循环传播，所以只停留在皮肤上而不影响其他器官。

和它的名字一样，传染性软疣是具有传染性的。因此，传染性软疣大多出现在经常与他人接触的部位，比如胳膊和腿。它也会在游泳池因为直接接触而传播（病毒会通过水传播），孩子抓挠皮疹后再触摸身体的其他部位也会出现自身传播。

传染性软疣的潜伏期为2~7周，这意味着孩子接触传染性软疣病人2个月内会出现皮疹。但也有一些病例报告说，首次接触后6个月才出现皮疹。

♥ 父母应该做什么？

父母不需要做任何事。如果孩子大了，告诉他最重要的是避免触摸斑块，以控制传染性软疣的扩散。顺势疗法师和草药医生对于如何治疗传染性软疣会有一些建议，但没有证据证明这些建议是最好的，因为传染性软疣会随着时间的流逝而自行消退。

何时应向医生请教？

总的来说，传染性软疣不需要请教医生。但如果传染性软疣斑块数量迅速增多，或伴随瘙痒，就需要带孩子去看医生。有湿疹的孩子患传染性软疣后，需要医生治疗的概率增加。

应进行怎样的检查？其结果能说明什么问题？

在某些情况下，父母会对皮疹产生的原因有疑惑。如果父母和医生都不能肯定孩子是否患了传染性软疣，可以让专科医生刮取孩子皮损处组织并在显微镜下检查。

有哪些治疗方法？

传染性软疣可持续存在6个月～5年，之后自行消退。有些学校或日托中心禁止患传染性软疣的孩子进入，这些孩子应积极治疗，因为传染性软疣持续时间很长后才能自行消退。

在医院，可以通过一些方法去除传染性软疣，包括使用液态氮或干冰的**冷冻疗法**；用解剖刀或其他器械挖除表面的斑块和深部受损的组织；用液体（树脂、斑蝥素、碘酒或水杨酸）烧灼或刺破皮损处；还有脱模法，即用胶带反复粘贴以去除表层受损皮肤。激光和电针（又叫**电烙术**）也是非常有效的。无论是哪种治疗方法，必须每4~6周治疗1次，持续几个月。因为这些治疗方法会伴有疼痛感，并且会遗留疤痕，所以，我们只针对真正需要治疗的婴幼儿。

在家中也可以使用药霜、药膏和凝胶来清除潜在的病毒，比如维A酸，其中含维生素A。这个药膏所含有的成分也用于治疗青少年和年轻人面部的痤疮，减少老人的皱纹。还有氢氧化钾软膏和咪喹莫特乳膏。虽然这些方法比以上提到的侵入性操作温和，但它们都没有显著的疗效。

口服药物，比如甲氰咪胍，也可用于治疗传染性软疣，甲氰咪胍常被用于治疗消化道溃疡。同样，这个治疗的有效性也存在争议。

可能发生的并发症有哪些?

传染性软疣会形成疤痕，尤其是孩子抓挠斑块造成了感染。接受烧灼、激光、挖除和刮擦等治疗后都会遗留痕迹。

微小病毒B19（第五病）

婴幼儿体内到底出了什么问题?

第五病是一种由**微小病毒B19**引起的具有典型皮疹症状的轻微疾病。感染可发生在任何年龄段的人，婴幼儿期最易受到侵犯。

第五病的皮疹被描述为"被掌击的脸颊"，是因为感染微小病毒

B19后，脸颊部皮肤非常红，像是刚刚被掌击过。皮疹的学名是**感染性红斑**。在身体的其他部位也有皮疹发生，特别是躯干、肩膀和上臂，这些地方的皮疹像是红色的蕾丝花边或经暴晒后产生的日晒伤。这种皮疹很容易被识别，偶尔会有点儿痒，但没有疼痛感。皮疹可发生在身体的任何部位，持续3～10天。

总的来说，出了皮疹后孩子会感觉比出疹前愉快和舒服。出疹前孩子会有低热、肌肉关节痛和困倦的症状。一般来讲，孩子患了第五病后无特殊的感觉。

第五病最让人感到沮丧的是皮疹出现前已具有传染性。很多孩子在患病时没有异常感觉，家长并不认为孩子生病了，这样疾病就更容易隐匿传播。事实上，孩子在皮疹出现后已不再具有传染性，可以去学校和看电影。经常洗手是减少任何感染传播的好办法，即便认为孩子很健康，也要常给他洗洗小手。

在传染期，微小病毒B19可以通过接触含有病毒的唾液或鼻分泌物而传播。喜欢啃咬玩具的婴幼儿是微小病毒B19最强的传播者，稍大的幼儿喜欢用手擦拭鼻涕后触摸玩具、门把手或其他物品，病毒传播同样迅速。共用餐具、饮料或食物可使微小病毒B19从一个人传播给另一个人。

不论感染部位在哪儿，第五病的潜伏期从三四天至3周不等。这就意味着从最初接触具有传染性开始到出现皮疹，时间范围很广。一旦孩子患了第五病，他会终身免疫。

如果家中有宠物，你可能会听说过狗和猫也有微小病毒B19。但这是另外一种微小病毒，宠物和孩子之间不会相互传播。

♥ 父母应该做什么？

孩子患第五病时没有异常感觉，所以不需要我们做很多事情。如果孩子出现轻微的感冒症状，那就像对待其他轻微疾病一样：让孩子多喝水，减少给他食用乳制品，也可使用解热镇痛剂，尽可能限制孩子活动。

我们不需要对皮疹做些什么。如果瘙痒感明显，可以用燕麦或含燕麦的浴液给孩子洗澡。洗完澡后，轻拍使他身体干燥，不要擦掉他身上覆盖的薄膜，因为它有止痒的作用。

在发热和日晒等诱发因素作用下，皮疹在几周甚至于几个月后会复发，但这并不意味着什么。

何时应向医生请教？

因为第五病的症状非常轻微，通常不需要就诊。如果父母不能明确孩子的皮疹是否是由于微小病毒B19感染引起的，请咨询儿科医生。

如果孩子患有由于慢性疾病导致的贫血，比如镰状细胞贫血，或免疫缺陷性疾病，比如艾滋病，微小病毒B19可加重已经存在的贫血，此时也请咨询儿科医生。

应进行怎样的检查？其结果能说明什么问题？

第五病的皮疹非常典型，医生在看到孩子后就会做出诊断，通常不需要化验。

但如果孩子患有由于慢性疾病导致的贫血，医生会建议检查全血细胞计数和微小病毒B19抗体水平。全血细胞计数可以显示贫血在病毒感染之后是否加重，抗体滴度可为现在或近期微小病毒B19感染提供证据。

有哪些治疗方法？

微小病毒B19感染是一种自限性疾病，它可自行好转，无须治疗。

在罕见的病例中会出现明显的瘙痒，可以使用抗组胺类药物。非处方类药物有苯海拉明或氯雷他定；处方类药物有羟嗪和西替利嗪。苯海拉明有药霜和口服剂型，口服药的作用好于霜剂的。

如果患有慢性贫血的病人感染了微小病毒B19，有输血的可能，无慢性病史的体健婴幼儿无此风险。

可能发生的并发症有哪些？

第五病最常见的并发症是**贫血**，病毒通过抑制骨髓而使红细胞的生成减少，导致贫血。所以，微小病毒B19感染会令人担心，合并贫血的慢性疾病患儿，比如镰状细胞贫血、免疫缺陷性疾病和肿瘤，感染微小病毒B19时更令人担心。贫血已经很严重又感染了微小病毒B19，红细胞数会降得更低而危及生命。严重的贫血会使孩子脸色苍白、身体虚弱及器官功能障碍。

成人从孩子那感染微小病毒B19后会表现感冒样症状，比如关节疼痛，其中手腕和膝关节疼痛非常常见。

怀孕的妇女如果感染了微小病毒B19，理论上讲胎儿的危险性增高，胎儿贫血可导致流产等罕见的并发症。孕期发生感染的可能性小于5%，实际上很多妇女体内已存在微小病毒B19的抗体，如果没有，接触微小病毒B19也并不意味着她们一定会被感染。

癣菌病

婴幼儿体内到底出了什么问题？

癣菌病不是由蠕虫引起的，而是由真菌感染引起的。感染可发生在身体的任何部位，根据不同部位有不同的命名。癣菌病发生在脚上叫**足癣**（运动员脚），发生在头上叫**头癣**，发生在身体的其他部位叫**体癣**。

体癣看起来像一个完整的圆圈，有时有点儿红，中央有薄的鳞屑，仔细看体癣的边缘有针尖儿大小的水泡。体癣出现在较黑的皮肤上时症状会较轻。

足癣看着没那么圆，周边有更多鳞屑，而不是水泡。

头癣看上去很圆，中央几乎是秃的，无鳞屑，头皮上有1～2毫米的断发。这个特征可以用来区分癣菌病和**秃头症**。

有时长癣的地方会感觉痒，但有时也会很难觉察到。如果孩子抓挠皮疹，中央区会变得很红、充血甚至结痂。

重要的是家长要知道，我们的皮肤上有很多种生物体，细菌、病毒和真菌都是正常的寄生体。但当这些入侵者数量迅速增加或进入皮下时，会引起感染。多数情况下这些寄生体都是没有危害的，我们的身体上总会有少量真菌或细菌，无须为此担忧。

真菌喜欢在温暖、潮湿、阴暗的环境下生存，所以癣菌病会出现在符合这些条件的部位，比如腹股沟、皮肤皱褶处或腋窝。

根据报道，癣菌病是有传染性的，可以通过以下途径传染：皮肤的直接接触，共用毛刷、梳子、毛巾和衣物，等等。但我们皮肤上总有各种各样的生物体，所以即便孩子接触了其他患有癣菌病的人，也不必担心他一定会被感染。

狗和猫也经常会患癣菌病，和人身上的癣菌病有少许不同，但它可以在宠物和主人之间来回传播。

♥ 父母应该做什么？

除了使癣菌病喜欢生长的环境范围达到最小化外，其他的父母什么也做不了。如果孩子身体的某一个温暖、潮湿、阴暗的部位患了癣菌病，那就试图降低局部环境温度，并使它变亮和干燥。

如果是尿布覆盖部位患了癣菌病，就让这个部位多接触空气。在更换尿布期间让孩子皮肤裸露，或在室内活动时尽可能不让他使用尿布。如果孩子已经穿上了内裤，要保证内裤松紧适度，让空气多流通，内裤一旦潮湿就尽快更换。

如果是足癣，多是由于足部多汗和不透气引起。孩子长时间活动之后要脱掉他的袜子，尤其是在天热的时候。洗完澡之后确保脚趾之间干燥以防局部潮湿。

有很多种治疗癣菌病的非处方类药霜，它们通常含有抗真菌或能减少真菌数量的成分，同时使局部环境不利于真菌生长。一般来讲，只要抹上一薄层药霜即可。要记住环境越潮湿，真菌越有可能继续生长，即便潮湿是由于药霜本身造成的。

何时应向医生请教？

如果癣菌病的皮疹比较典型，就无须就诊。如果皮疹扩散很快，持续几周，有明显的瘙痒感或烧灼感，有继发细菌感染的可能（皮疹变红、肿、热），此时就要带孩子就诊。

应进行怎样的检查？其结果能说明什么问题？

医生看到癣菌病后很容易做出诊断，多数情况下无须做检查。如果不能确定诊断，可以刮除皮疹处的细胞做镜检。如果没有条件做镜检，可以把标本送至化验室做真菌培养。

有哪些治疗方法？

在家能做的就是保证空气流通，这是消除癣菌病的最好的方法。仅用这个方法可能还不够，有时在已经很干净和干燥的皮肤上也会出现癣菌病。在这种情况下，抗真菌的药霜会有效。大部分药霜都含有制霉菌素、特比萘芬、咪唑类的药物，比如克霉唑、酮康唑、咪康唑。药霜通常要使用4~6周，直至皮疹消退，但要记住只需涂抹薄薄的一层而不是厚厚的一层。药霜中的成分虽然可治疗癣菌病，但空气流通也很重要。

头癣需要口服药物治疗，上面提到的方法不怎么起效，主要是因为药霜很难进入头皮下很深的部位。最常用的是灰黄霉素，至少口服4~6周才能根除头癣。

可能发生的并发症有哪些？

头癣可引起严重的头发脱落。但一旦感染被控制住了，头发会重新生长，斑秃也会消失。

体癣会继发细菌感染，破损的、发炎的皮肤是细菌生长的肥沃土壤。

体癣会从身体的一个部位扩散到另一个部位。癣菌病经常出现在头皮、足部和腹股沟处，但它可以出现在身体的任何部位。

疥疮

婴幼儿体内到底出了什么问题？

疥疮是一种由螨引起的皮肤感染，它的学名是疥螨。雌性螨到达皮肤表面，并缓慢地钻入皮下产卵。螨每天移动约1/4英寸（约0.64厘米），留下一串卵和粪便。螨进入皮下1个月后就会死亡。经过2～4周的孵育期后卵成为幼虫，幼虫返回到皮肤表面，并在皮肤表面长成成年螨。成年螨交配之后，雌性螨钻入皮下再重复以上过程。

疥疮的典型皮疹是由于螨钻入皮下的这一过程导致的，表现为皮肤红肿、有丘疹出现或仅感觉轻微不适，皮疹附近有狭窄、垂直的细线样洞，长约1或2英寸（约2.5或5厘米）。螨及其卵会引起皮肤的过敏反应，有瘙痒感，夜间明显。这些症状会持续4～6周。

疥疮通常会出现在身体比较暖和的部位，比如手腕、肘、膝盖处；有皱褶的部位，比如手指、臀部、腰带处。对于婴幼儿而言，最常见的部位是上胸部乳头附近。事实上，如果在乳头附近没有发现皮疹，那它就不是疥疮。

一般来讲，疥疮不会被误诊。蚊虫叮咬之后和皮肤过敏引起的斑点最容易和疥疮混淆，会被没有经验的人误以为是疥疮。

皮肤的直接接触可传染疥疮，而且接触的时间越长越容易被传染。螨也可以生活在床单、毛巾和衣物上，最长达72小时，所以共用这些物品也会造成感染。超过72小时后，这些螨就会死亡。

疥疮从感染后到出现症状可长达1~2个月，特别是对那些初次感染的病人。但如果你曾感染过疥疮，再次接触只需几天就会出现皮肤瘙痒。因为人类不会对螨产生免疫，所以会多次发生感染。

宠物也可以感染疥疮，但它是另外一种，叫作**兽疥癣**。宠物身上的螨虽然可以传播至人并引起瘙痒，但它在人皮肤上很快就会死亡。因为它存活时间很短，所以不需要治疗，但是宠物需要治疗。

♥ 父母应该做什么？

清洗所有东西！记住螨可以生活在床单、毛巾和衣物上3天。用热水清洗衣物并用烘干机烘干1小时以达到更好的效果。清洗所有能清洗的玩具，不能清洗的玩具，比如填充动物玩具、洋娃娃、布制的玩具，都装进一个塑料袋中并密封2周。用吸尘器清洁所有的地毯，尤其是孩子经常活动的区域。

重要的是要修剪孩子的指甲，因为疥疮有严重的瘙痒感，治疗之后也是这样。修剪指甲的时候注意不要弄破皮肤继发细菌感染。

何时应向医生请教？

皮疹需要治疗，但如果家长认识这个病，就不需要带孩子就诊。如果不能确定皮疹是否是由疥疮引起的，与医生联系，看是否需要带孩子就诊。如果家长认为孩子抓挠皮肤后继发细菌感染，需要带孩子就诊。

应进行怎样的检查？其结果能说明什么问题？

如果医生不能确定孩子患有疥疮，那就需要做一些检查来寻找螨或它们的卵。用钝器，比如钝刀片或显微镜玻片的边缘，在皮疹处刮取薄薄的一层皮肤组织，并在显微镜下观察。

这是我们诊断疥疮所能做的唯一检查，但它并不准确。几只螨就可以引起皮疹，实际上，大部分疥疮病人身上的螨都少于12只，所以取材能取到螨的机会很低，因此会漏诊。

有哪些治疗方法？

很多药霜都可以治疗疥疮。总的来说，治疗原则都一样。一般情况下，药霜可以用在从头发到脚趾的任何部位，并且需要持续整晚，最短8小时，最长14小时。皮肤完整处都需要涂抹药霜，包括手指和脚趾缝、指甲盖下、臀部皱褶处。不能使用药霜的部位是面部中心、头皮和女孩外阴处，但阴茎和阴囊需要涂抹药霜。早晨给孩子洗个澡，洗掉所有的药霜。螨会到处爬行，所以不能只在皮疹处使用药霜，有时7~10天后需要重复治疗。

最常用的药是5%氯菊酯药霜，这种药霜作用温和，但也会引起一些刺痛感和烧灼感。过去经常使用林旦，但现在发现使用过量后会引起神经系统的副作用，特别是惊厥，因此有的国家禁止销售此药。在个别情况下，严重的疥疮需要口服伊维菌素等药物，但年纪小的孩子很少使用。

任何和疥疮病人密切接触的人都要按照疥疮来治疗。这就意味着家庭中的所有成员都要涂上药霜睡眠，而且至少1个晚上。要确保治疗家庭成员和家庭清洁措施同时进行，这样可以减少家庭成员再次被感染的机会。

可以用一些抗组胺药物来减轻皮肤瘙痒，比如苯海拉明、氯雷他定、西替利嗪或羟嗪，同时应用5%氯菊酯药霜也是安全的。苯海拉明有药霜和口服剂型，应使用口服剂型苯海拉明，因为口服剂型比药霜型效果好，它也不影响疥疮的现行治疗。

可能发生的并发症有哪些?

疥疮治疗后瘙痒感会持续数周，这是正常现象，并不说明螨还存活。除非出现新的皮疹，不必担心治疗无效。

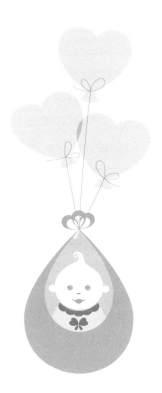

头部

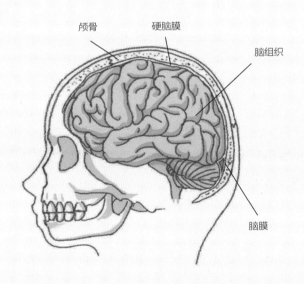

颅骨　硬脑膜

脑组织

脑膜

人的大脑由三层外衣保护着：一层是包绕在脑脊液周围的"缓冲垫"称为脑膜；再外面是一层厚的纤维组织外衣称为硬脑膜；最外面一层是有弹力的外壳称为颅骨。

脑外伤

婴幼儿体内到底出了什么问题?

　　孩子在玩耍时常常会碰撞到头部。他可能会从床上摔下、走路时跌倒、从高处滚落或被障碍物绊倒等。头部撞击到地板或墙的声音听起来都会觉得痛。这时家长千万别恐慌,先看一下孩子,他也许伤得很重。这时如果孩子立即哭起来,但很快又恢复平静如往常一样,家长就不必再担心了。即使几分钟后发现孩子的头上肿起一个大包(常形似一个"鹅蛋"),也不要着急。实际上,这个鹅蛋似的大包会更让人安心,因为至少这个肿块是凸向头皮外的而不是朝向脑内的。

　　脑外伤是导致16岁以下儿童受伤和死亡的主要原因。儿童较成人在意外中发生脑损伤的概率更高。其中部分原因与他们的头部体积较大(相对于他们的体格大小而言)且颈部肌肉尚未发育良好有关。

　　脑外伤通常分为轻度、中度和重度三类。其中轻到中度脑损伤被称为**脑震伤**或**脑震荡**。脑震荡被定义为与下列任何表现相关联的脑损伤:神志不清、遗忘、抽风或精神状态的改变。如果孩子发生了脑震荡,他可能表现有头疼、视物不清、头晕或耳鸣。他也可能出现平衡差、精神错乱或专注困难。

　　曾经发生过脑震荡的孩子,假若在受伤后6个月内再次发生脑外伤,则其发生严重脑损伤的危险度就会增加。这就是为何患过脑震荡的孩子在之后的6个月内要避免参加有风险的体育活动,比如足球、橄榄球和体操。

　　严重的脑外伤可能会导致颅内出血。当出血发生在脑的被覆(**硬脑膜**)和大脑之间时,称为**硬膜下血肿**(血肿是血液的聚积)。此种类型的出血多是源于大脑表面静脉血管的撕裂所致。脑外伤后的硬膜下血肿可以是突然的和大面积的,也可以是缓慢的和持久的。

　　另一种类型外伤后脑出血是**硬膜外出血**。这种出血发生在包绕脑的硬脑膜和颅骨之间，导致血液积聚在大脑外。此型出血与硬膜下血肿显著不同，因为它不会造成脑组织内部的出血。此外，硬膜下血肿是由于静脉的破裂造成的，而硬膜外出血通常（但不都是）是由于动脉的撕裂导致的。由于动脉血的压力高，因此，这种出血常常面积很大而且是突发性的。

最后一种类型的脑出血是**脑实质内出血**（或**脑挫伤**）。这是脑组织内自身的出血——出血部位并不靠近颅骨，而是在脑的深处。可以认为这是脑组织内的瘀血。脑实质内出血的程度可以很轻微，如同一块瘀斑，也可以很严重，像个大血块或血肿。

由脑外伤所引起的脑震荡或出血性脑损伤的症状和体征，多出现在受伤后的6小时之内（极少情况下，也可以在24~48小时之后出现）。这些症状和体征包括创伤后出现的意识丧失、抽搐、行为异常、呕吐或异常困倦。对疲倦的判断有时很难，因为很多孩子在受伤后6小时正要小睡或到了其就寝的时间，因此如果是与孩子日常的作息时间一致的困倦，就没必要担心，除非他还同时伴有其他的症状和体征。

♥ 父母应该做什么？

如果孩子不小心撞到了头部，首先应该带他去检查一下是否存在脑震荡或脑出血的迹象。

如果他立即哭了，需要家长尽快去安抚一下，否则，如果孩子哭得太厉害会引发呕吐，那时就很难判断呕吐是由脑创伤引起的，还是由哭闹所导致的。

如果孩子头上起了肿包，可以试用冰袋做冷敷。由于冰袋里面的冰块边缘常较锐利，所以可能会让孩子感觉不舒服，可以将里面的冰捣碎，或更好的办法是用装有冰冻玉米粒或豌豆粒的冰袋帮助脑形恢复。冰袋完全结成冰块会非常冷，但倘若这时只有这个，那就请用毛巾把它包裹后再用。由于让孩子接受并配合冰包冷敷很困难，有时只能将湿毛巾先除去多余的水分，然后再冻上几分钟，待其变凉后再用于冷敷，这可能是唯一能让孩子接受的办法。尽你所能，因为即使只有几分钟的冷敷，也可以帮助孩子消肿。如果孩子头上的肿块较大或继续增长的话，请及时咨询儿科医生。

如何评估外伤后的脑震荡

如果孩子刚碰撞到了头部，家长需要回答下面的问题，如果家长的答案是否定的，那么孩子可能没有发生脑震荡。但如果家长有疑问，那就需要咨询儿科医生了。

· 孩子是否在撞头后失去了知觉或变得异常困倦？

· 孩子在撞头后是否出现过呕吐？

· 孩子的行为是否异常，表现得跟平时不一样了？比如他是否变得含混模糊、吐字不清或极度不稳？

· 孩子是否发生了抽搐？

· 是否有出血不止？

孩子常常就在疲倦或困乏时出现意外而撞到头部，由于疲倦，因此他们的动作比平时显得笨拙或不稳。但如果他在摔倒后仍能正常活动，而且没有出现呕吐的话，就可以让他去休息。记得1小时后唤醒他。如果是在深夜，3~4小时后再叫醒他1次，以确保孩子对家长的这种唤醒有正常的反应。

一些家长喜欢去检查孩子的瞳孔。在昏暗的或光线不好的房间里，如果家长用手电筒照向孩子的一只眼睛时，孩子的瞳孔应当快速缩小。如果是在明亮的房间里，瞳孔应相对缩小，而且两侧应当是相对等大的。我个人并不推崇家长进行瞳孔的检测，因为如果孩子的瞳孔出现不等大，他应该还存在其他更为明显的脑震荡或脑出血的症状。

如果孩子在脑外伤时弄破了皮肤，可以用干的或潮湿的毛巾在其受伤的皮肤上面轻轻按压一下。如果伤口看起来很脏，可以用肥皂水做局部冲洗。如果皮肤出现裂口或是出血不止，那就可能需要去医院进行缝合治疗了。

何时应向医生请教?

如果孩子在脑外伤后立即出现神志不清或抽搐的话,请拨打120或999。如果他在受伤后变得异常困倦(但不是在正常睡觉的时间)、呕吐或行为异常,请立即向儿科医生咨询。如果不能确定孩子是否安好,最好去医院让医生检查一下。

如果孩子面部皮肤或头皮有破裂,或是有大量出血的话,可能需要缝合。如果轻轻按压后出血仍不止,打电话给医生或考虑去看急诊。如果孩子还没有打过破伤风预防针,此时他可能会需要接种。

若孩子的前额有明显的凹痕,或他告诉你看东西模糊或有异常,或孩子在安静时能看到有清亮的液体从他的鼻腔或耳朵里流出来,家长都需要及时向儿科医生咨询。此外,如果孩子头上的肿包体积逐渐长大的话,也需要让医生知道。

应进行怎样的检查? 其结果能说明什么问题?

绝大多数脑外伤不需要做什么检查。但如果孩子在外伤后出现意识不清、呕吐、抽搐或行为的改变,那么他就很有可能需要接受头颅X线或CT扫描的检查。

头颅X线检查又叫**头颅平片**。它主要用于检查是否存在颅骨骨折,但若伴有出血则通常显示不清。有时头颅X线能显示出位于颅骨周围(颅骨上方或下方)的出血。

CT扫描可以更好地显示出颅骨、脑组织和出血的图像。绝大多数急诊室都有螺旋CT扫描仪,这种机器可以在30~120秒之内拍摄出CT图片。这对于孩子来说很有意义,因为他们很少能耐受长时间的静止平躺。但如果病情需要,而又需要花较长时间才能完成CT检查的话,可能会需要使用麻醉药来帮助孩子镇静。当然,如果能很快完成拍片的话,也就不需要镇静了,这就免除了麻醉药带来的风险以及需要小儿麻醉师介入的麻烦了。

CT扫描可以显示包括颅骨周围或脑组织内的出血以及颅骨的骨折。

有哪些治疗方法？

如果孩子在脑外伤后立即哭了，但很快恢复正常而无呕吐、行为异常或异常困倦等表现，那么就可以按非复杂性脑外伤对待，不需要特殊处理。当然，再多观察他几个小时也是很有必要的。

如果伴有颅骨骨折或脑震荡的复杂性脑外伤，那可能需要带孩子去医院进行观察。通常在第一次CT扫描6～12小时后再重复1次以明确内部出血已经停止。出血多数是自限性的，不需要进行干预。

极少数情况下，颅骨周围或脑组织内的出血非常显著以至于会对脑组织产生压迫。这种情况下，需要将血块祛除。神经外科医生通常会在颅骨上钻个小洞，用来帮助引流脑中的血液以减轻颅内的压力。这种情况是儿童脑损伤后非常少见的结果。极为罕见的情况下，孩子需要脑外科手术以祛除大的血块或阻止继续出血。

 ## 可能发生的并发症有哪些？

严重的脑创伤可以发生一系列相关的并发症。其中最常见也是最良性的并发症是头痛。服用非处方止痛药通常可以解决此问题，比如对乙酰氨基酚。孩子在脑创伤后发展为慢性头痛是较为罕见的情况。这种情况在有偏头痛家族史的孩子中相对更为常见。头痛通常会在受伤后的几个月之内逐渐好转。然而，如果孩子反复出现头痛，应及时咨询儿科医生。

多数脑震荡是比较轻微的，症状仅持续几分钟或几小时，通常不会造成永久性脑损伤。然而，再次发生的脑震荡可以造成永久性脑损伤。这对于因运动可能引发脑损伤的年轻运动员来说是尤为需要重视的问题。

头痛

 婴幼儿体内到底出了什么问题？

孩子同大人一样也会头痛。但他无法向你表达他有头痛，这既是由于他语言方面的限制，也是由于他无法准确表达出自身身体方面的感受。

由于让孩子来描述他头痛太困难了，因此他常常靠抓头或抓耳朵来表示。有时他还会用头去撞击墙这样一种方式来缓解头痛。其他提示孩子可能存在头痛的表现包括眼睛痛、脸颊痛或咀嚼痛。

头痛大致分为三类：结构性的（脑内原因引起的疼痛）、继发性的（头痛是由其他潜在问题造成的，常常是源于身体的其他部位）和良性的（前面两类除外的）。

结构性头痛是最令人担忧的。常常因脑内的某个部位存在包块，如肿瘤或血肿而引起头痛。多数结构性头痛在上午最严重，之后有所减轻。头痛会因打喷嚏、咳嗽或呕吐形成的压力而加重。这种头痛的强度和频率有随时间延长而逐渐加重的趋势。

结构性头痛也可由脑创伤引起的脑组织内或周围的出血而导致。脑震荡或脑出血可以造成严重的头痛。多数年龄稍大点儿的孩子和成人会形容这种痛是"我所经历的最严重的头痛"。因此，如果孩子在脑外伤后没有抱怨说有头痛，而只是头上起了个像鹅蛋似的大肿包，那通常可以放心，孩子应该没有发生颅内出血。这些鹅蛋似的包表示颅外组织的肿胀，应该和脑损伤没有任何关系。

继发性头痛是由一些潜在的问题引起的。对孩子而言，这种头痛通常是与感染相关的。耳朵的感染可以让孩子因疼痛而去撞击头，或他通过用力按着头的一边或头顶来表示他疼痛。鼻窦的感染可引起脸颊周围或前额中央区的不适。极为少见的时候，头痛也可能是颅脑自身的感染（称为**脑炎**）或包绕脑组织周围的体液感染（称为**脑膜炎**）

所导致的。患有这类感染的孩子会显得非常虚弱，可以伴有高烧，极为没有活力或行为表现异常。

即使是距离头顶部较远部位的感染也可引起继发性头痛。经典的例证就是链球菌感染性咽喉炎：对于患有链球菌感染性咽喉炎的孩子来说，头痛并不是一个少见的症状，有时甚至超过了咽喉痛。此外，病毒感染如单核细胞增多症（EB病毒感染引起）和流感，也可引发头痛。

最后一类是**良性头痛**。这类头痛包含了所有其他的头痛。如同成人一样，患这类头痛的孩子除了头痛以外没有其他症状。良性头痛可表现为反复性头痛，比如偏头痛和紧张性头痛。在有慢性头痛家族史的孩子中，如果他存在这种遗传倾向的话，可能很小的时候就发病。

典型的**偏头痛**是一种特别严重的头痛，可以伴有先兆——视觉的改变，比如一个闪光的东西（**粪瘤**）突然出现在眼前，引发视线模糊紧接着就会出现头痛。多数小孩子不能够复述所发生的一切。几乎所有患偏头痛的孩子都会对光线或噪声敏感。由于孩子无法用语言来形容，因此你会很难鉴别孩子是否存在偏头痛。但几乎所有患偏头痛的孩子都会同时伴有恶心、腹痛或呕吐的症状。这些症状可以是因头痛或因视觉改变造成的，也可以是独立的表现，称为**腹型偏头痛**。

♥ 父母应该做什么？

如果孩子告诉你他头痛，但其他方面都还好，可以用对乙酰氨基酚或布洛芬帮他缓解疼痛。也可以试着把房间的灯调暗或使房间安静下来。关掉所有音乐并把所有有声响的玩具都收起来。如果这时候其他房间特别嘈杂，请把孩子的屋门关上以把噪声减到最小。

充足的睡眠是治疗良性头痛最好的方法。尽管家长很难让孩子乖乖地去睡觉，但鼓励他多休息和创造有益于睡眠的环境也可以起到治疗作用。

如果孩子在头痛的同时伴有其他症状，也需要给予处理。如发热，可以服用对乙酰氨基酚或布洛芬来退烧，或洗个温水浴也有助于降温。

何时应向医生请教？

任何时间，如果孩子出现严重的头痛以致影响到他的日常生活，请咨询专业医生。如果头痛还同时伴有持续性呕吐、视觉上的改变、平衡不能、颈部痛或僵硬、嗜睡或行为的变化，请立即带孩子去医院就诊。如果孩子头痛还伴有不能解释的发热，比如感冒，也应咨询专业医生。

如果头痛是在脑创伤后发生的，应与医生取得联系。

如果头痛与耳朵痛或鼻窦压痛有关，应带孩子去医院检查一下。

应进行怎样的检查？其结果能说明什么问题？

多数头痛除了做全面的体格检查外不需要做其他检查。然而，有一些情况还是建议做进一步检查的。

如果医生怀疑孩子患有链球菌性咽喉炎，那么孩子需要做链球菌病原的检测。

如果担心头痛是结构性头痛，还需考虑做影像学检查。头颅核磁共振是颅脑影像学检查最敏感的方式。但做核磁检查需要花费一些时间（至少约1个小时），因此对大多数小孩子来说需要用镇静剂才能完成检查。做CT扫描相对快得多，通常不需要镇静，但图像不如核磁共振细致。对一些特殊的情况，比如颅内出血，做CT扫描和做核磁共振效果是一样的（至少不相上下）。

少数情况下，当怀疑有脑膜炎或其他严重性疾病时，还需要做脑脊液的检查，又称脊椎穿刺。多数情况下，会在脊椎穿刺前先做CT扫描。脑脊液的检测可以证实脑组织周围液是否存在感染、出血或其他少见的异生物。脊椎穿刺术会在第19章详细介绍。

有哪些治疗方法？

治疗方案的选择要取决于病因。如果是结构性头痛，治疗常需要外科手术。儿科医生会建议咨询脑外科方面有经验的神经外科专家。

如果是由继发性因素引起的头痛，就需要治疗潜在的问题以防止头痛进一步发展。如果是因耳或鼻窦的感染造成的疼痛，通过应用抗生素可以根除感染，继而使头痛得到缓解。

良性头痛是最难治疗的。一些非处方止痛药物，比如对乙酰氨基酚和布洛芬，通常就可缓解疼痛。但很多可以提供给年龄稍大点儿的孩子和成人的药效更强的药是不准给幼小的孩子使用的。这些药包括治疗偏头痛的舒马曲坦和甲异辛烯胺。

良性头痛治疗困难的另一个原因是孩子很难配合治疗，宁愿继续玩耍也不愿意停下来服药。治疗开始前头痛持续时间越长，治疗也就越困难。

可能发生的并发症有哪些？

多数头痛经过治疗或随时间的延长会逐渐消失的。但良性头痛会有复发。头痛反复发作是最令这类患者感到沮丧的事。不过，让人放心的是良性头痛不会产生远期的脑损伤。

治疗所带来的并发症取决于治疗方法。通过神经外科手术祛除肿块或血块的方法可以导致出血和感染。如果给患有耳、鼻窦或咽喉感染的孩子服用抗生素，就可能出现对药物的过敏反应。总体来说，任何一种特异治疗只有经过评估利大于弊才能予以实施。

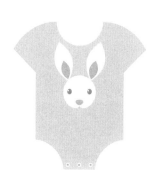

撞头

 婴幼儿体内到底出了什么问题?

人们常会见到有些孩子反复用头撞击墙壁,且这种撞击往往是故意的并且有节律性,这种行为简单地称为"撞头"。

对于孩子为什么会撞头目前还没有定论,但有一种解释认为,这种行为会刺激前庭系统,类似于内耳调控平衡机理。其他有节律的行为,比如身体的摇摆和头部的摇晃都与之类似,因为它们也都同样刺激前庭系统。另外,关于撞头的其他解释还包括因情绪厌烦导致,甚至因寻求自我刺激导致(类似于手淫)。

撞头可以不伴有其他症状而独立存在,也可以伴有其他安抚性动作,比如吮吸拇指。撞击动作常很迅速,而且孩子往往会挑选表面比较坚硬的物体,比如一面墙或婴儿床等。

另一种完全不同的撞头方式一般发生在孩子闹情绪的时候。有时孩子因受挫或愤怒时就会选择撞头来发泄。并且会通过这种行为观察你对他的反应,如果你表示退缩或关心,他便很可能重复此类动作。这种撞头行为完全是孩子可以凭意志控制的,而且一旦得到外界关注便会继续。有时即便你什么都没做,只是试图让他停止撞头,对他来说也是给予了关注,因而会强化他的这种行为。

许多家长会担心孩子撞头的行为意味着孩子发育有问题。但实际上,撞头的行为在各种类型的孩子当中都有可能出现,发育迟缓和发育正常的孩子都可能出现撞头的行为。因此,单独的这种行为不能作为诊断孩子发育迟缓的一项指标。

撞头所引发的另一个让人担心的问题就是是否会造成孩子脑损伤。因为孩子往往会用力且快速地去撞击,这会使家长担心他这样做会伤到自己。但实际上,这种撞击很少引发严重的脑损伤。尽管表面看上去会很疼,但如果孩子真感觉到疼,他一定会控制自己的行为。

所以，这种行为通常不会造成脑震荡。

撞头行为在较小的孩子（小于2岁）中比在大孩子更常见。这种行为会在孩子长到2到3岁大的时候逐渐消失。

♥ 父母应该做什么？

如果发现孩子站在他的小床里用头撞击墙壁，应把小床从墙边移走。通常孩子会站在小床里去撞墙，有时他也会直接去撞击小床。

把小床放置在较厚的地毯上，这样会减少撞击产生的声响，还能起到稳固小床的作用，同时也使孩子很难再把小床摇到墙边去撞击了。

是否应用婴儿床保护垫一直存在争议。保护垫确实有助于减少头部撞击，但孩子也有可能利用它爬出小床。如果使用婴儿床保护垫，一定要把它同婴儿床的床栏档牢固地系在一起。尽量少使用保护垫或使用薄的垫子以降低孩子爬出小床的风险。总体上，我们不建议使用保护垫，因为其增加孩子爬出小床的风险超过了孩子撞头的风险。

也有人建议播放有节奏的音乐来减轻孩子的头部撞击。孩子可能会因为专注于音乐声而不再去撞头，或因缓慢的音乐节奏使撞头的频率随之缓和下来。

对于正常的撞头行为，家长所需要做的就是最大限度地保护孩子的安全，暂且不必去理会他的这种行为。

何时应向医生请教？

如果父母觉得孩子因撞头受了伤，或这种撞头行为日益加剧并且已经干扰了他的正常生活，比如睡觉和活动，应及时与医生沟通。

如果担心孩子可能有发育迟缓的迹象，或与人沟通障碍，也应及时向医生咨询。但不管怎样，所有的孩子都有可能出现撞头的现象。因此，有撞头的行为不一定意味着孩子发育有问题。

应进行怎样的检查？其结果能说明什么问题？

如果孩子仅仅有撞头行为而无其他症状，通常不需要做检查。但如果担心孩子有其他发育等问题，则需要做有关发育评价的检测。

单纯的撞头行为不需要做头颅X线或CT扫描等影像学的检查。

有哪些治疗方法？

如果孩子除有撞头行为外，其他方面都很健康，则不需要接受特别的治疗和处理。有神经发育问题的孩子则可通过药物来控制撞头行为的发生，当然这样的例子并不多。

可能发生的并发症有哪些？

撞头后最严重的并发症是脑损伤。若撞击在较钝的物体上可以造成皮下瘀斑或头皮擦伤。因此，撞头后最可能发生的是浅表的损伤，而严重的损伤，比如脑震荡，则很罕见。

头虱

婴幼儿体内到底出了什么问题？

虱子是一种寄生在人体上的寄生虫，体长约0.08英寸（约0.2厘米），它的学名叫人虱。

实际上，共有两种完全不同的虱子：头虱和体虱，它们一般寄生在衣服上或公共场所。这两种不同的寄生虫存活在各自独立的环境中，一般不会相互杂交。

虱子有非常规律的生活周期。活虱的**幼虫**在头皮上方1～2厘米处的发根上产下椭圆形的小虱卵，7～10天之内卵便开始孵化，再过7～10天，雌虱就会成熟，然后每只又可产下最多100枚卵。刚孵出的虱子是半透明的，但1周之后，它们会因吸食人血而变成棕红色。虱子平均寿命为30天。

虱子具有传染性，但并不意味着它们会在人和人之间跳来跳去。实际上，虱子不会蹦跳，它们也没有翅膀，只能爬。就是说人们必须有身体接触或因共用梳子、毛巾、枕头等其他虱子能爬行的东西才能相互传播虱子。头虱离开头皮后只能存活24小时。各种宠物，即便有毛发，也不是虱子寄生的场所。虱子只有靠吸食人体的血液才能存活。

感染头虱常被认为是由于卫生条件差所致，但其实二者几乎没有关联。实际上，许多研究表明，即便在卫生条件好的人群中头虱的感染率也会很高。

♥ 父母应该做什么？

要想根除头虱可能比较困难。治疗共需两个步骤：第一步是杀灭头虱。具体可以通过软石蜡（凡士林）、蛋黄酱或油等涂抹头皮使头虱窒息而死，或通过含有药物成分的洗发液直接进行冲洗。如果选择使用上述这些窒息剂，需要将其留置在头皮上保留至过夜再冲洗掉。借助浴帽可以保持枕头的清洁而且可以使整个过程变得更简便。要想取得最好的效果，即便是用洗发液也建议在头皮上至少保持1～8小时，而不仅仅像说明书中推荐的只用10分钟。

从虱子的整个生活周期来看，很明显，试图一次除掉所有的活虱达不到彻底根除感染的效果。首次治疗后仍有数百只未孵化的虫卵存活。因此，要想根除所有活虱，还需要在首次治疗后1周再重复1次治疗，以杀死之前未孵化的虫卵。此外，由于局部治疗很少能保持足够长的时间来杀灭所有头虱，未被杀死的头虱可能会对治疗产生耐受性，从而带来更大的难题，为此更需要二次治疗。

第二步是物理祛除法。做此治疗需要用细齿儿的梳子梳理每根头发，从而将幼虫从发根上捋下，并将虫卵从头皮铲除。这样做尽管有些头虱仍会附着在发根上，但由于梳子在梳理过程中可以破坏虱子的腿，可防止头虱继续黏附头发。

每一只头虱幼虫及其虫卵都需要彻底清除，以预防再次感染，也就是说，要对每根头发进行彻底梳理。因为即便是几根发根上残留有幼虫或未孵化的虫卵也会造成新一轮的感染。对于头发厚实或粗糙的孩子来说，这一过程可能会非常耗时。市场上有软化头虱虫卵和幼虫的产品。还有一种更简单的办法，那就是剪短头发。

何时应向医生请教？

如果孩子总是反复出现头虱或经常头皮痒，梳理头发和局部药物处理都无济于事，便需要及时咨询医生。

另外，如果孩子总是抓挠头皮以致头皮局部变红、肿、形成结痂或有压痛时，应带孩子去看医生。

应进行怎样的检查？其结果能说明什么问题？

头虱的诊断属于临床性诊断：一旦有人发现头虱或其幼虫，诊断即明确。不需要做其他的化验检查。

有哪些治疗方法？

如上所述，治疗头虱最有效的方法就是应用试剂或药物处理头发和头皮，以及梳理头虱的综合疗法。可选择的药物既有非处方药物，也有需要处方才能买到的洗发液和药膏。

根除头虱的药物称为**灭虱剂**，它们总体归属于抗寄生虫类药物。最常见的有扑灭司林、除虫菊酯和马拉硫磷等。市场上还有药效更强的可直接作用于头虱神经系统的药物，比如过去常用的林旦等，但由于此类药物可以导致抽搐和其他神经系统相关的副作用，因此，目前此类药物已很少用来治疗头虱，有些国家甚至已经禁止使用。

目前正在研究的一种新产品的用法，是将该药涂抹在潮湿的头发上然后吹干，在头发和头皮上形成一个皱缩卷从而使头虱窒息而死。治疗至少保持8小时然后将药冲洗掉，每周1次，共做3周。此产品目前正在接受美国食品药品管理局的检测。

可能发生的并发症有哪些？

再发感染是与头虱相关的最令人苦恼的并发症之一。如前面所述，头虱感染由于其生活周期的特点和需要多次治疗的要求常常会复发。**持续性头虱**的定义是6周内感染3次以上。

头虱可造成头皮瘙痒，同时也可造成头皮损伤。可能需要切开或导致头皮感染。即使头虱经过彻底的治疗，瘙痒也会持续一段时间。

治疗头虱还会引发一些并发症。用来杀灭头虱的神经毒素可以导致孩子神经系统出现问题，比如抽搐。因此，此类神经毒性药物，比如林旦，已很少使用。每一种药物潜在的副作用都会在说明书中告知。

脱发

 ### 婴幼儿体内到底出了什么问题？

脱发就是掉头发，也称**斑秃**，通常导致头发的脱失，但也可造成其他部位的毛发缺失。在孩子中出现的头皮上单独的或一两小块成片状的头发缺失是目前最常见的。

典型的脱发呈现为片状的秃头而几乎看不见断损的头发。缺失多呈圆形或椭圆形，而缺失处的头皮表面有时看起来会稍红。

导致脱发的潜在原因目前还无定论，但此病似乎有遗传倾向，如果家中有人患此病，那么家中其他成员的发病率为10%～20%。另外，也有大量证据表明有些因素诱发的炎症反应也参与此病的发生。这些炎症反应过程包括病毒感染、使用药物、应激和自身免疫反应（机体把自身视为异物而引发的反应）。

一般来说，当头发毛囊出现炎症、水肿并开始从发根处松动时即发生脱发，这种形式的脱发称为"脱落"，因为会有一整束头发脱落，因而会造成许多头发的缺失。但整个脱落的过程并不是瞬间发生的，而是在一些诱发因素或疾病发生后的3～6个月才开始出现，典型的还要再持续3～4个月，这就是为什么许多新妈妈会在生完孩子后出现3～4个月脱发的原因。

还有其他因素可以导致孩子脱发。机械性用力是最常见的原因，摩擦、牵引和拉拽都可造成脱发。当橡皮筋重复系在离头皮近的同一个地方，或是马尾辫系得太紧的话，会损伤头发甚至将头发从根部拔除，这便是**牵引性脱发**。与典型的脱发会造成完全性斑秃不同，牵引性脱发仍可见到断损的头发，而且斑秃的形状也不规则。

其他通过机械用力造成脱发的形式还包括用力梳头、刷头或反复摩擦头皮同一个地方。有些孩子有拽头发的习惯，可以导致片状脱发。最极端的这种行为称为**拔毛癖**。

脱发可以是暂时的，也可以是长期的，大多数孩子在数周或数月内会再长出头发来。如果脱发是由牵引或拉拽造成的，病因一旦解除，问题就迎刃而解了。然而，对于曾患过脱发的孩子来说，今后仍可能再发生脱发。

♥ 父母应该做什么？

如果导致脱发的原因是由外力造成的，家长自己就可以解决此问题。比如，如果是因使用橡皮筋造成头发的破坏，就请停止使用橡皮筋。如果是因刷头时太用力而导致脱发，请轻点儿用力而且建议不要经常使用刷子刷头。如果孩子有拽头发的习惯，需要向专业的医生咨询改变孩子习惯的策略，其中一个办法就是将孩子的头发剪短。

如果脱发是特发性的，家长往往无法控制或减少脱发的发生。但头发会及时地长回来。如果头发脱落得太多，应考虑给孩子戴上帽子或假发。多数幼小的孩子不会太在意，但也有一些孩子会因脱发而影响他的生活。

何时应向医生请教？

如果孩子出现头皮过敏、瘙痒、疼痛或有感染迹象，要及时向医生进行请教。如果孩子习惯于拽头发，也要请医生帮他纠正。

如果孩子存在长期的或反复的脱发，一定要让医生知道。

应进行怎样的检查？其结果能说明什么问题？

牵拉试验阳性可证实孩子是否易发生脱发。这个试验非常简单：如果在秃发的边缘轻轻一拉头发就脱落了，说明孩子很容易脱落头发。

有时医生会检查孩子的头发是否有感叹号形头发，即头发在接近发根处变细、变窄。这种形状的头发是出现典型的脱发表现，但并不是所有的脱发都有这样的头发。

有哪些治疗方法？

总的来讲，时间是医治脱发最好的方法。对于绝大多数孩子来说，头发最终会长回来的。

还有以下方法可以帮助刺激头发生长，但一般很少用于儿童，也从不用于较轻的脱发病例中。这些方法包括局部应用类固醇激素、口服类固醇、米诺地尔生发液和非甾体类消炎药。

可能发生的并发症有哪些?

脱发本身并无真正医疗相关的并发症,但由此引发的美容问题和自尊心的受损通常会很显著。尽管处理幼小孩子的脱发问题相对容易,同龄孩子可能对此问题还不太敏感,但对于学龄期的孩子来说可能就会困难一些。

在一些脱发的孩子中,还会见到他们的指甲有凹痕,特别是手指甲。

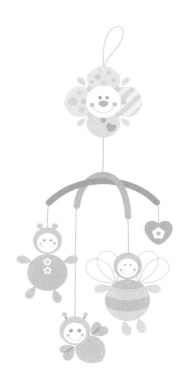

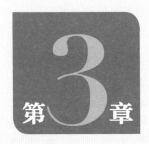

眼睛

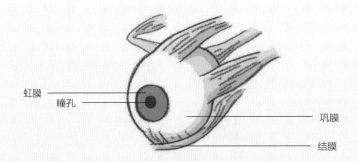

虹膜

瞳孔

巩膜

结膜

　　瞳孔和虹膜表面覆盖着一层薄薄的角膜；同样地，巩膜（白眼球）的表面也覆盖着一层结膜，角膜和结膜都具有保护作用。眼睛的运动是由它周围的6块肌肉调控的，在这6块肌肉的作用下眼睛可以向任意方向转动。

结膜炎（红眼睛）和其他眼部感染

 婴幼儿体内到底出了什么问题？

眼睛感染后看起来眼泪汪汪的或有黏稠的分泌物、红肿甚至青紫。多数眼部感染都称作**结膜炎**，这个词汇来自于**结膜**本身，结膜是位于眼睑内的一层黏膜组织。大部分感染都像是白眼球——**巩膜**出了问题，但实际上感染部位在眼睑下。

眼部感染并不都是结膜炎，但所有的眼部感染都会出现结膜红肿。

结膜炎具有传染性。孩子患结膜炎后用手揉擦眼睛，之后再去触摸其他部位，比如玩具、门把手、嘴，就会造成感染的扩散。在患结膜炎的同时也会伴随其他疾病，比如耳部感染或感冒。感冒又叫作**上呼吸道感染**，表现为流涕、咳嗽和全身乏力。所以，一个孩子在眼睛感染的同时，也可以有咳嗽和流涕。

病毒或细菌都可以引起结膜炎，都表现为眼睛红肿，所以很难区分致病原。结膜炎到底是由病毒还是细菌引起的？有一些特征可加以区分。病毒性结膜炎的眼部分泌物是清亮的，可伴随流清涕和轻微的咳嗽；而细菌性结膜炎往往有黄绿色、黏稠的分泌物，常不伴随其他症状，也可伴随流绿鼻涕、鼻窦区疼痛、严重的咳嗽或眼睑肿胀和瘙痒。

为什么要区分是病毒性结膜炎还是细菌性结膜炎呢？因为两者的治疗方法不一样，潜在的并发症也不一样。眼部感染通常不仅仅局限在眼部，比如细菌性结膜炎常常会出现耳部感染。这是因为眼睛和耳朵是通过窦道连通的，感染可以从一个部位传播到另一个部位。

除结膜炎外，引起红眼睛的原因有很多。过敏后白眼球看起来很红，但结膜是正常的；眼部损伤后可导致血管破裂出现出血点，也可引起眼球变红；眼睛接触刺激物后可出现清亮的分泌物，同时眼球变红；香皂、浴液、花粉、柠檬汁和其他酸性的液体都会引起眼睛发红。以上各种原因引起的红眼睛都不是结膜炎。

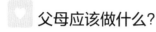

♥ 父母应该做什么?

如果分泌物太多使眼睑闭合,用潮湿的棉布轻轻擦拭,方向是从靠近鼻子的眼角擦向靠近耳朵的眼角。

如果分泌物非常黏稠难以擦拭,可以在眼睛处先用湿棉布敷几分钟,之后再擦洗会容易得多。

有时反复擦拭眼睛会使分泌物变得更黏稠,可以在温水里先加入婴儿洗发液再轻轻擦拭。虽然洗发液非常柔和、没有刺激性,还是要尽量避免进入眼睛。

如果感觉眼睛刺痒,润滑液非常有效。润滑液的成分是人工泪液,可以清洗敏感的眼睛。但给婴幼儿使用滴眼液的过程本身就是一场战争,这个过程让他感觉到痛苦。

何时应向医生请教?

如果黄绿色分泌物持续存在,或出现其他症状,比如发热或耳朵疼痛,就需要带孩子去看医生。

如果眼睛红肿,或眼睛周围的皮肤发红,就需要带孩子去看医生。它意味着皮肤已有炎症,之后感染会很快扩散到其他部位,这种情况很罕见。

如果应用了含有抗生素的滴眼液后仍有很多分泌物,说明感染已经扩散到鼻窦或耳朵,需要带孩子去看医生。在这种情况下,继续使用滴眼液也解决不了问题,因为鼻窦或耳朵处很容易藏匿细菌。

应进行怎样的检查? 其结果能说明什么问题?

为了明确感染的病原菌使治疗更有针对性,可以做眼部分泌物培养。

一般不需要做分泌物培养来明确感染的病原。皮肤上有正常的寄生菌,当然也包括眼部皮肤,所以培养的结果往往是皮肤的正常菌群。在这种情况下就会有疑问,因为你不知道是培养过程中有污染,还是这些细菌本身引起眼部感染。寄生菌所引起的结膜炎，几乎所有的抗生素都有效。孩子开始使用抗生素后症状就会缓解，如果症状无改善，需要进行分泌物培养。

如果眼睑出现肿胀和有感染的迹象，需要进行CT扫描或核磁共振成像检查来明确感染是局限在皮肤表面还是已扩散至眼睛后面。这种情况很少见，一旦出现就要积极治疗，延误治疗会导致失明。

有哪些治疗方法？

根据感染的原因决定治疗方案。细菌性结膜炎需使用含抗生素的滴眼液或药膏，也可以口服抗生素，药物通过血液循环到达眼部而发挥作用。

病毒性结膜炎不需要使用抗生素，抗生素对病毒也无效。病毒性结膜炎的分泌物是清亮的，也会有黏稠的分泌物。病毒感染有自限性，当眼部分泌物增多的时候，家长要帮助孩子清理干净。

如果是由过敏引起的严重结膜炎，可以局部或口服使用抗组胺药物或类固醇。

可能发生的并发症有哪些？

结膜炎通常不会出现并发症，如果炎症不仅仅局限在眼睑，而是进入周围组织或是眼球后部，那么感染就会很快扩散。

眶周蜂窝织炎，又称作**膜前蜂窝织炎**，通常是由鼻窦部感染引起，而与结膜炎无关。感染出现在眼睛周围的皮肤，引起上、下眼睑肿胀，在感染扩散的地方也会出现红线。眶周蜂窝织炎比眶内蜂窝织炎病情轻，有时感染也会扩散至眼后，进而导致眶内蜂窝织炎。

眶内蜂窝织炎比眶周蜂窝织炎病情重。感染的部位在眼睛后方眼窝处，肌肉、脂肪、神经或骨骼均可受累。症状包括：眼睛活动时有疼痛感，眼部肿胀明显或高热。怀疑眶内蜂窝织炎的患儿应进行CT扫描或核磁共振成像检查，因为感染会进一步沿眼神经扩散至脑，引起失明或**脑膜炎**。因此，孩子一旦出现眶内蜂窝织炎需住院治疗，并静脉输注抗生素。

角膜擦伤（眼睛擦伤）

婴幼儿体内到底出了什么问题？

角膜是覆盖在眼睛表面的一薄层组织，它可以保护眼睛免受刺激和轻微损伤。当这层组织受到擦伤或损伤，就叫作**角膜擦伤**。

任何物体碰伤眼睛都会引起角膜擦伤，比如沙子、指甲、纸张、塑料或金属。角膜擦伤是物理损伤，没有传染性。

角膜受到损伤后会引起剧烈疼痛，不喜强光，所以白天孩子会表现为紧闭双眼，喜欢待在光线柔和的房间内。眼睛看起来红肿、眼泪增多、频繁眨眼，也可能看不出孩子有任何异常。有的孩子因为眼睛很不舒服而不愿接受检查。

父母应该做什么？

可用薄纱或其他物品暂时遮挡住眼睛，使孩子在强光下感觉比较舒服。大部分眼罩，尤其是家长自己制作的眼罩都很不舒适，所以最好请医疗机构的专业人士提供帮助。

何时应向医生请教？

眼睛受到损伤后应立即与医生联系。

应进行怎样的检查？其结果能说明什么问题？

眼睛，包括眼球和眼睑下都要进行检查，看看有没有破损、擦伤和异物，比如沙子或玻璃。医生用**荧光素**，也就是含荧光的滴眼液和手电筒来检查孩子的眼睛有没有擦伤。荧光素是无害的，只在眼睛内停留几秒，不会引起眼睛疼痛。

如果医疗机构不能对眼睛进行全面的检查，或是需要进行更详细的检查，眼科医生会介入。在**裂隙灯**下，可以清晰地看到眼睛的全部结构——从角膜到视网膜，也可以发现损伤的部位。检查过程没有疼痛，多数幼儿都能够配合。

 有哪些治疗方法？

角膜发生擦伤后，医生会使用抗生素预防发生感染。虽然是无菌的物品擦伤了眼睛，不是肮脏的金属或玻璃，但角膜破损后会接触各种各样的细菌，使治疗过程变得复杂。抗生素可以使用滴眼液、眼药膏或口服剂型。

医生会建议为了眼睛舒适而使用眼罩，眼罩可以减少眨眼的发生，有利于眼睛的恢复。最重要的是要在医生准许之后才可以摘掉眼罩。如果提前摘掉眼罩，容易出现眨眼、强光下斜视和疼痛，所有这些都会延误治疗。

是否需要使用眼罩还存在争议，因为大多数儿童尤其是幼儿都不喜欢它。但眼罩对眼睛的恢复确实有帮助，通常只需要佩戴24小时。破损面积越大，医生建议使用眼罩的可能性越大。

 可能发生的并发症有哪些？

角膜的愈合需要几天的时间。如果破损较深而没有使用抗生素会继发感染；导致瘢痕形成；治疗不彻底也会反复发生侵蚀。角膜的瘢痕和侵蚀会出现一系列的症状，包括眼睛流泪、轻微不适和视力模糊。

在极个别的病例中，角膜损伤严重而需要一个新的角膜，这称作**角膜置换**。角膜置换很罕见，但对于诊断和治疗角膜擦伤都具有重要的前景。

懒眼症

婴幼儿体内到底出了什么问题？

当眼睛向内聚集靠近鼻子，或向外发散靠近双耳时，我们称之为**懒眼症**。懒眼症多间歇出现，也可频繁发生，尤其是当孩子疲倦时更容易出现。

控制眼睛运动的某一块肌肉疲劳之后会发生懒眼症。1只眼睛由6块肌肉，2只眼睛由12块肌肉调控，在它们的共同作用下双眼可以同步运动。如果其中1块肌肉力量太强或太弱，眼睛会偏向某一个方向，叫作**斜视**。双眼可以同时出现问题，但更多见的是1只眼睛有异常表现。

双眼同时内聚时会出现对眼，是由于两眼的肌肉调节不平衡而引起的，但更多见的是错觉。这个错觉是由于上眼睑增厚，使眼睛看起来更接近鼻子，又称作**内眦赘皮**。对眼的孩子看起来靠近鼻子的白眼球比靠近耳朵的白眼球小，又称作**假性斜视**。对于很多种族，尤其是亚裔的孩子，这纯属正常。

如何区分真性斜视和假性斜视？最好的方法是看眼睛对光线的反射。让孩子直视光源，并保证光线照在双眼的同一部位，两眼应同时相聚于发光点。如果两只眼睛分别注视不同的方向，则是真性斜视。这个试验是观察双眼对光的反射，医生称之为光反射试验。

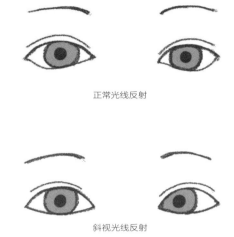

正常光线反射

斜视光线反射

光反射试验要求测试者直视前方。正常的眼睛，双侧的瞳孔或虹膜的光反射点位置是一样的，而斜视的患者反射点的位置不同。

♥ 父母应该做什么？

　　如果孩子出现懒眼症，需要联系医生。父母了解这个现象而偶然发现了它，或发生在晚上睡觉前，请咨询医生。在就诊的过程中很难看见懒眼症。

　　如果孩子只是因错觉引起的假性斜视，父母不需要做什么。如果不能确定，就让医生检查。随着孩子年龄的增长，情况会慢慢改善。

　　如果孩子诊断为斜视，就需要进行眼部肌肉训练，其他的方法会在治疗章节中描述。

何时应向医生请教？

　　如果儿科医生不能确定孩子的眼睛是否有问题，就会请眼科医生来做检查。正常的图像是由眼睛接收信息后经大脑整合形成的，所以尽早发现眼睛的问题很重要。如果眼睛功能不协调，就会出现视力模糊、重影或其他严重的问题。如果存在疑问，要及时和医生交流。

应进行怎样的检查？其结果能说明什么问题？

儿科医生或眼科医生会进行**遮盖－揭开试验**，这个试验用于检查双眼的协调功能，从而确诊斜视。试验步骤：在孩子眼前放置一个有吸引力的物品使其双眼注视目标物，遮住1只眼睛至少2秒，之后再移开。不论是否有遮盖物，正常的眼睛都会聚焦目标物，而懒眼症在正常眼睛被遮盖时焦点会移开，它是在努力聚焦目标物。

如果受试儿童年龄稍大，或是成人可以很好地配合试验的进行，结果就更可靠。对于幼儿而言，我们能做的往往就是光反射试验，或是由眼科医生来做其他测试。要记住，如果懒眼症间歇发生，检查结果有可能完全正常。

有哪些治疗方法？

如果斜视诊断及时，比如小于6岁，虽然诊断结果不是非常准确，可以通过佩戴眼镜加以矫正。眼镜的作用是使2只眼睛协调工作，共同聚焦在一个点之上，强化力量薄弱的肌肉而放松过度使用的肌肉。经过这些训练之后，眼睛周围的肌肉力量得到加强，可以矫正斜视。如果不佩戴眼镜眼睛功能也正常，就可以彻底摘掉眼镜。

如果斜视诊断得太晚，大脑已接受了来自不协调眼睛的信息。由于通过懒眼症进入大脑的信息不可预知，实际上大脑抑制了这些信息。此时，即便是佩戴了眼镜，眼睛还会出现问题，通常需要进行眼部肌肉的手术，而且在术后还要继续佩戴眼镜。

可能发生的并发症有哪些？

如果斜视得不到正确的治疗，最严重的并发症是**弱视**，会发生功能性失明。2只眼睛获取立体的图像信息后由大脑加以整合，如果1只眼睛功能不同步或不协调，大脑就无法整合从2只眼睛得到的信息，就会拒绝或抑制从功能异常眼睛接收的信息。如果大脑只接收来自功能正常眼睛的信息，那另1只眼睛则如同失明一样。尽管眼睛结构是正常的，大脑也会视其不存在。

引起弱视的原因有很多，斜视是其中一个。如果1只眼睛长时间被物品完全遮挡，或是因为其他原因引起视力模糊，也会导致弱视的发生。比如白内障或不恰当的眼睑手术，都会遮挡孩子的视线。无论是什么原因，如果大脑无法将来自2只眼睛的信息整合在一起，最终的结果是1只眼睛将发生功能性失明。

治疗弱视的另一个方法就是遮盖优势眼，而鼓励使用非优势眼。如果治疗不及时，佩戴眼镜和遮盖方法都无效。

大多数医生和家长都能发现斜视，但在没有斜视的情况下只有眼科医生才能确诊弱视。

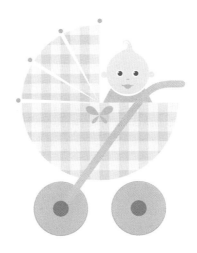

第4章

耳朵

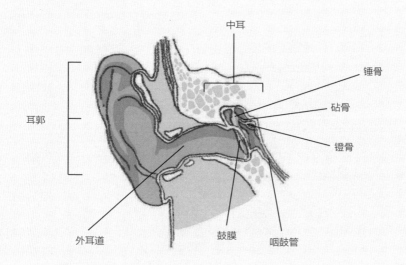

中耳

锤骨

砧骨

镫骨

耳郭

外耳道　　鼓膜　　咽鼓管

外耳结构包括耳郭和外耳道。中耳起始于鼓膜处,由数块负责传输声音的听骨组成。咽鼓管用于中耳积液的引流。

中耳炎（耳部感染）

 婴幼儿体内到底出了什么问题？

　　孩子常常会说耳朵痛。但其实并未真的发生了耳部的感染。相反，一些孩子由于对疼痛能够耐受，所以真正的耳部感染未必会引起他们疼痛的感觉。因此，判断孩子是否患有耳部感染比较难。

　　多种原因可导致耳痛，但最主要的原因还是中耳的感染，特别是当孩子同时伴有感冒的症状时。我们所说的耳部感染，通常是指位于鼓膜后方的中耳内液的炎症，医学上称之为**中耳炎**。

　　人的耳朵是由多部分组成的。肉眼可见部分是外耳，摸上去很结实且可折叠的部分称为"耳郭"。位于耳郭下方的是耳垂。外耳道直通到耳膜（或**鼓膜**）。位于鼓膜后方的是中耳和内耳。中耳室由3块听骨组成：**锤骨**、**砧骨**和**镫骨**，它们负责将声音从中耳传至大脑。而**咽鼓管**是用来引流中耳和内耳积液的。

　　当鼓膜后充有积液时，孩子可能会有一系列的表现。因为这时听骨为积液所包绕，影响了对声音的传导，因此孩子可能会出现听觉障碍。另外，积液可以从内侧对鼓膜产生压迫，造成孩子耳朵发胀或疼痛。有时炎症还会导致气泡产生，孩子会感觉到有"砰砰"爆裂的声音。

　　积液类型有多种，最常见的是病毒感染后，积液呈现清亮或粉红色。病毒感染约占耳部感染的85％。而细菌感染后的积液则是黏稠的、白色或脓样的。有时病毒感染几天后积液还会再生细菌，这时称为**继发感染**，这是因病毒感染后形成的积液为细菌繁殖提供了条件。

　　另一类型的耳部感染发生部位不同，称为"游泳耳病"或**外耳炎**，是沿外耳道发生的炎症，而不会侵及鼓膜、中耳或内耳。一般当医生或家长谈及孩子患耳炎时，多指的是中耳炎。

　　有很多原因可以造成孩子耳痛但却不伴有耳部感染，比如长牙（特别是磨牙和尖牙长出的时候）、耳垢堵塞、耳中可能存在异物等。还有些感染虽然没有直接波及耳朵，却也可以造成耳痛。链球菌性咽喉炎尽管是咽喉部的感染，但由于位置邻近耳部，因此也可以表现为耳朵痛，所以常误认为是耳部有炎症。同样的道理，鼻窦的感染也可以导致耳朵痛。

在这种情况下，如何判断孩子是否患了中耳炎呢？如果孩子告诉你他耳朵痛，你要想到孩子有可能患了中耳炎。中耳炎通常会伴有发热和感冒症状，但也未必都有。另外，还有些症状不太常见，比如耳周发红等。但如果看到有液体流出孩子的耳道，那他很有可能真的患上了中耳炎。

♥ 父母应该做什么？

如果孩子告诉你他耳朵痛，请首先测量他的体温看是否伴有发热。通常耳垢阻塞不会引起发热，但若伴有长牙、耳朵感染或邻近部位如咽喉或鼻窦的感染则可引起发热。这时需要给予孩子解热镇痛剂以帮助减少不适。

接下来，可检查孩子的口腔看有无出牙。如果牙龈肿胀并看到有牙齿萌出，那么耳朵痛很可能是由出牙导致的。但也不是所有的出牙痛都能见到正在萌出的牙齿，有时疼痛是由牙龈深处牙齿的活动造成的，这时口腔检查看不到有牙齿萌出。因此，单纯检查口腔并不能较好地判断耳痛是否由出牙所致。

如果孩子以前有过耳垢堵塞，并且你认为可能因此而导致孩子耳痛，建议使用植物油，比如橄榄油、大蒜油等，通过软化耳垢来缓解疼痛。每天滴上几滴，几天后疼痛即可缓解。滴耳油可以在室温下使用，也可用温水加热使之变暖后再用。每晚在两侧耳里分别滴入两三滴即可帮助软化耳垢，同时也有利于医生最终清除耳垢。

使用过氧化氢也是软化耳垢的家用方法之一，具体用法同上。

耳垢软化后就可以将其清除了，但不要把棉签或其他清除耳垢的工具插得太深，否则可能会因不注意而把耳垢捅得更深。另外，如果孩子在这过程中突然摇晃头，就很可能会造成耳道甚至鼓膜的损伤。

尽管上述这些小贴士对你判断和处理孩子耳部感染会有帮助，但最好的办法还是让医生检查一下，以确定是否有耳部感染。

何时应向医生请教？

如果孩子告诉你他耳朵痛，或孩子出现发热体温超过38℃（101℉），或是最近有感冒，并且耳朵发红、肿胀，或是耳道中有引流液等，都应及时带孩子去看医生。

应进行怎样的检查？其结果能说明什么问题？

孩子患耳痛通常不需要接受特殊的检查，医生一般只需要借助**耳镜**查看患儿的耳朵。

有时医生会建议做**鼓室图检查**。这种检查是将一种看起来像耳温计的仪器插入耳道并发射出声波，声波会通过鼓膜反射回来，并以一种钟形曲线的形式记录在纸带上。曲线越平直，说明鼓膜后积液越多。鼓室图对于医生判断反复患中耳炎的孩子是否仍存留有积液十分有帮助。

如果有耳垢堵塞耳道是不适合做鼓室图检查的，因为发射出的声波需要借助鼓膜反射回来。如果有耳垢堵塞耳道，形成的曲线会误反映出有积液在鼓膜后。因此，医生在做鼓室图检查前需要先将耳道清理干净。

有哪些治疗方法？

并不是所有的中耳炎都需要治疗的。因为绝大多数炎症是由病毒引起的，而这些炎症是不需要用抗生素来治疗的（抗生素只用来治疗细菌感染）。病毒感染多是自限性的，可以借助止痛药，比如对乙酰氨基酚或布洛芬，来缓解疼痛。这些感染常可自行恢复，但有时最终仍会有积液残留。

与病毒感染不同的是，细菌性中耳炎一般都需要给予抗生素治疗。值得注意的是，具体的治疗方案世界各地不尽相同。在欧洲，医生会在使用抗生素前先观察几天，以便感染能有机会自愈。这一方案现已被美国采纳，但对于严重或有症状的细菌感染，一经诊断还是应给予持续的抗生素治疗。其共同的目的是减少抗生素的不必要使用。

如果感染是由滞留在中耳中的积液造成的，那么感染会随积液的流出而自行好转。但对于婴幼儿来说，由于其咽鼓管的解剖位置比较平不易引流，因此细菌感染不易自行好转。相反，大孩子和成人的咽鼓管解剖位置倾斜向下，因此有利于积液的引流和感染的控制。基于上述解剖位置的差异，因此你可能需要和医生一起讨论是否该给予孩子抗生素治疗。

有时儿科或耳科医生会建议为孩子做**鼓膜穿刺的检查**。在这一过程中，医生会把一根细针通过耳道插入鼓膜内，随着鼓膜内液体的流出，鼓膜内的压力很快得到缓解。很多做过此检查的孩子都说这项检查本身并不痛苦，而且随着细针刺入鼓膜内的一刹那，疼痛会立即消失。不过，做这项检查的孩子需要经过培训且能够配合医生才行。

如果孩子反复患中耳炎，并且数月后仍有中耳残液，或伴有听力缺失、语言障碍，可考虑进行鼓膜造孔插管的治疗。耳鼻喉科医生会把一个小塑料或金属的管子插入鼓膜内，在中耳和外耳之间形成一个通路，以引流积液并减轻中耳压力。为了能让孩子在置管过程中保持安静，通常需要给孩子以镇静剂，不过，对此做法目前仍有争论。引流管一经置入能保留至少3个月到数年才会自然脱落。如果引流管脱落较早常常会需要再次置入。但绝大多数情况下，一根引流管就足以终结这种反复感染与应用抗生素的恶性循环了。

如果孩子的耳痛不是由感染引起的，而是由阻塞的耳垢所致，那么医生或护士会想办法帮助孩子清除耳垢。具体的做法是用细棉签把耳垢掏出或使用温水灌洗耳道。如果耳垢很硬，医生会建议先将耳垢软化后再行取出。

如果耳痛是由出牙导致的，那就需要按摩牙龈、安装牙环或使用止痛药来帮助缓解疼痛了。

可能发生的并发症有哪些？

细菌性中耳炎若不加以治疗，可能会导致感染扩散。**乳突炎**就是耳后颅骨内乳突气室的细菌性感染。当感染波及乳突时，局部会变得红肿、发热，并且还会造成耳位前移。有时耳朵本身也会变得红肿。乳突感染后的体征常很显著，因此不易漏诊。治疗往往需要较强的抗生素，有时甚至需要手术。因此，如果孩子耳朵出现红肿，请及时带他去看医生。

中耳炎也可导致眼睛继发感染，鼓膜后的细菌可以通过窦道上行至眼睛从而造成眼睛的感染，这种合并感染称为**耳炎结膜炎**。

耳部感染也可波及脑脊液（包绕在大脑周围的液体），造成脑膜炎。尽管这种并发症并不常见，但如果患儿乘坐飞机，则患病的风险性就会增加。因此，如果孩子在飞行前耳痛，请及时与医生联系。

多发耳部感染、未经治疗的耳部感染或持续性中耳积液都可最终造成听力障碍，并可伴有注意力或语言障碍。因此，为避免上述结果的发生，医生常会让患儿在完成抗生素治疗后及时回医院复诊。如前所述，鼓膜造孔插管术是其中一种可以减轻听力和语言障碍的方法。

不论是出牙或是耳垢堵塞都不会对耳部造成长期影响。耳垢问题通常是终身性的，许多人到成年仍需要医生帮助清除耳垢。

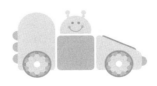

外耳炎（游泳耳病）

婴幼儿体内到底出了什么问题？

以鼓膜为界，其外侧是长长的耳道，内侧是用来传导声音的听骨。人们常说的耳部感染通常指的是鼓膜内侧中耳的感染，即**中耳炎**。然而，外耳道也可以发炎或被感染，称为**外耳炎**（或**游泳耳病**）。

导致外耳发炎的原因主要有两个：机械损伤和潮湿。手指甲、棉棒或任何可刮擦耳道内壁的东西，比如小玩具等，都可导致外耳道的机械损伤。抓挠可以让寄生在皮肤表面的正常细菌渗入皮下，造成发炎或感染。

实际上，这也是为什么我们的耳朵会产生耳垢。耳垢散布于耳道表面，用来防止耳道表面保护层的破坏。多数情况下，耳垢可以最大限度地保护皮肤减少细菌入侵，但如果耳垢过多，就会产生反作用。大量耳垢会助长细菌的滋生，进而导致外耳道发炎。

另一个导致外耳道发炎的原因是潮湿。这也正是游泳耳病这个名字的由来。外耳道中的水分会腐蚀外耳道表面的保护层，从而使皮肤更易发炎。炎症会对皮肤的完整性造成破坏，进而导致细菌的入侵。

有一点值得注意，尽管沐浴或淋浴可以造成外耳积水甚至发炎，但通常并不会引发中耳炎。而且，沐浴造成的外耳炎也很少发生。试想一下，人的一生要洗多少次澡，而又有多少人会因此感染外耳炎呢？父母常常会担心孩子因洗澡而导致耳朵发炎，这种想法尽管理论上有可能，但实际发生概率很低。

不论是否有机械损伤，一旦细菌侵入皮下就会繁殖扩增，导致局部出现肿痛或瘙痒。有时，耳道还会发出难闻的气味或产生黄色或白色的分泌物。这时触碰或牵拉耳朵的任何部位，甚至咀嚼都可造成耳痛。另外，外耳炎也有可能会造成短暂的听力障碍。

父母应该做什么？

预防外耳炎最好的方法是保持耳道干燥。洗浴之后，用毛巾轻轻将耳朵擦干。经常游泳的人应在游泳后使用干燥剂，比如过氧化氢或外用酒精。游泳的同时佩戴耳塞并不能减少外耳炎的发生。

有资料显示，醋酸（醋）滴剂有助于减少外耳炎患者耳道的细菌。推荐的用法是每天3次，每次5滴，共用1周。但如果孩子用后症状有加重，或没有好转，应及时去看医生。

何时应向医生请教？

如果孩子有耳朵发红或耳道渗液，或任何时候出现耳朵触痛，都要及时请教医生。

如果孩子有外耳炎症状的同时伴有发热，请及时告诉医生，因为这两个症状通常不会同时出现。

应进行怎样的检查？其结果能说明什么问题？

多数情况下，外耳炎不需要特殊的检查。但如果经治疗后情况没有改善或发展为慢性，就需要对分泌物进行培养检查，以便进一步明确致病菌并选择最为有效的抗生素。

做分泌物培养检查很容易：医护人员会用一个无菌的像棉棒似的拭子来擦拭耳道内壁进行取样，但培养的结果对判断致病菌的意义并不十分显著。因为在正常情况下皮肤表面也有寄生的细菌，这些细菌当然也可以寄生在耳道表面，因此培养所显示的结果很可能为皮肤表面正常的细菌。所以，很难据此判断结果是为正常细菌污染标本（掩盖了真正的致病菌）所致，还是这些细菌真的引发了感染。正常的寄生菌可以导致外耳炎，但多数抗生素对这些细菌都较敏感，可以有效地对抗这些细菌。因此，如果孩子正在接受抗生素治疗，那么这些抗生素至少可以用来对抗那些寄生在皮肤表面正常的细菌。所以，除非经治疗后感染更为严重，通常不需要做分泌物的培养。

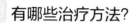 ## 有哪些治疗方法？

抗生素滴耳液多数都可用于治疗外耳炎。这种滴剂会直接滴入耳中以减少药物的全身吸收。这种方法起效较快而且不会引起疼痛，但也有部分孩子在刚开始用时原来的耳部疼痛还会持续几天。市场上有很多抗生素滴耳剂可以选择，其中一些是单一药物制剂，也有些是混合成分制剂，还有些则加入了激素以帮助减轻耳道的肿胀。滴耳剂有的可以直接买到，有的则需要医生的处方。

耳用纱布条可以帮助引流耳道中的液体，并且更有利于将滴耳剂导入耳中。这种填充用的纱布条可以在药店买到，它是由泡沫和纱布制成的，在整个给药的过程中都放置在耳内。药水会沿纱布条滴入耳内，并进一步扩散到受感染的部位。

对于较复杂的外耳炎，比如伴有周围组织感染或发热的外耳炎，通常需要服用口服抗生素。口服抗生素可全身吸收，因而可能会对其他器官产生一些不良反应，其中最常见的是胃部不适。

医生们都在努力试图减少口服抗生素的使用，以减少细菌耐药性的增加，因为口服抗生素比局部使用抗生素更容易造成细菌耐药。

由于外耳炎会让孩子感觉非常不舒服，所以常会予以止痛治疗。麻醉止痛剂，比如苯佐卡因、安替比林，可以持续止痛2～4小时。口服对乙酰氨基酚或布洛芬也可用来帮助缓解疼痛。

如果孩子耳痛得很严重，医生会考虑应用较强的止痛药，比如可待因，来缓解疼痛。但通常外耳炎不伴有如此严重的疼痛。

可能发生的并发症有哪些？

未经治疗的外耳炎炎症会扩散到整个外耳，甚至到周围组织。少数情况下，特别是对于有免疫缺陷的病人，感染可以波及耳周颞骨，这种情况称为**恶性**或**坏死性外耳炎**。

第5章

鼻部和鼻窦

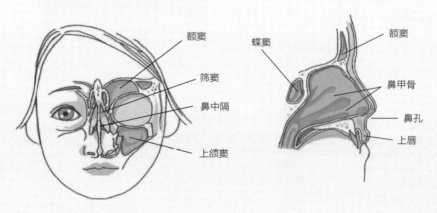

额窦
筛窦
鼻中隔
上颌窦

蝶窦
额窦
鼻甲骨
鼻孔
上唇

　　鼻窦是位于眼睛和鼻部周围骨内的空腔,在婴儿期发育不完善,只有部分结构形成。

　　鼻窦环绕在鼻部周围,其中的液体和分泌物可以从一个部位流向另一个部位。

充血和通气不畅

 婴幼儿体内到底出了什么问题?

充血是指鼻部后通路充满了黏稠的液体,有时会从鼻部反流至嗓子,我们称这些液体为**黏液**。

任何刺激都可以引起充血:病毒或细菌感染、空气中的花粉、灰尘、霉菌、香水。在出牙期间,上呼吸道黏液分泌增多聚积在鼻后部,也会引起充血。

鼻部充血后通常被描述为"鼻塞"或"堵塞"。液体聚积在鼻窦附近,呼吸声听起来像是有湿的、黏的痰声,甚至有异常声响,比如喘息声。

与充血表现不同的是**鼻液溢**,或是流鼻涕,顾名思义,就是黏液可以从鼻孔流出。从医学的角度来讲,因为黏液聚积更容易继发细菌感染,所以充血后流鼻涕是一个好现象。

充血和鼻液溢都会引起咳嗽,因为分泌物可从鼻部倒流至咽喉,引起呕吐反射出现咳嗽,这种现象又叫作**鼻后倒流**。

 父母应该做什么?

鼻部充血后鼻腔内的分泌物不能充分引流出来,蒸汽浴是解决此问题的最好办法。但要注意,避免热水直接接触到孩子,以免引起不必要的烫伤。传统的方法是在脸部盖一块毛巾,然后让孩子俯下身子使脸部靠近一壶烧开的热水。这个方法虽然有效,但对幼儿来说很危险,因为飞溅出的热水和蒸汽都有可能烫伤孩子。另一个办法是让孩子多喝汤和热水,以使鼻部变得更湿润。

无论是采用哪一种方法,鼻部湿润后症状会在几分钟内得到改善。当充血缓解时,年长的孩子可以擤鼻涕,年幼的孩子则很难做到这一点。在这种情况下可以使用球形抽吸器来吸引孩子鼻腔内的分泌物，但是大部分孩子都拒绝使用它。球形抽吸器又称作**吸鼻器**，是由塑料制成的，用来吸引鼻腔或口腔内的分泌物。如果孩子不愿意清理鼻腔或进行吸引，那只有等充血缓解后分泌物自行流出。蒸汽浴是相当安全的，但不要持续太长的时间，5~15分钟就足够了。

使用加湿器和喷雾器也有帮助，提高湿度后改善充血，只是效果稍弱。鼻部充血后，湿化的气体让孩子症状改善，但它并不一定能帮助孩子排泄鼻腔内分泌物。不要长时间使用加湿器，也不要将加湿器放置在比较高的位置，因为湿气在墙壁和天花板凝结成水滴很容易生长霉菌。另外，要定期清洗和消毒加湿器。

教会孩子如何清理鼻腔

有一个简单的方法。第一步，先拿张纸放在面前几英寸*处，告诉孩子你可以用嘴把纸移走，然后吹气。让孩子模仿你，可以先帮他拿纸，然后让他自己拿。

第二步，告诉孩子你也可以用鼻子把纸移走。一只手拿纸，另一只手捂住嘴，使用鼻子吹气让纸移走。让孩子模仿你，可以先帮他拿纸，然后让他自己拿，但要让他自己用一只手捂住嘴。

最初几分钟，孩子做得并不是那么好。但他会知道如何排出分泌物，而不是倒吸回去，很快他就会做得非常好了。

如果你愿意或是孩子很配合，往鼻部喷生理盐水也可以缓解充血。方法是让孩子坐直了向前看，头可以稍向后仰，这样可以让液体尽可能喷入鼻腔的深部。但如果过分后仰，喷入鼻腔的液体会直接从鼻腔进入咽喉部。

在平躺时充血会更严重，所以在睡觉时尽可能让孩子保持竖立位，以防止分泌物倒流引起呛咳。想要让孩子整夜保持竖立位很难，尤其是那些睡觉时爱动的孩子，他会自然地滑落至床上平坦的部位，但还是要尽量去做。对于习惯俯卧睡眠的孩子，分泌物会自然地从鼻腔流出，很少发生鼻后倒流。

---

*：1英寸约为2.5厘米。

何时应向医生请教?

如果鼻部充血引起呼吸困难,那就需要联系医生,但有时很难区分是充血引起的呼吸不畅还是真正的呼吸困难。

有一些客观方法来判断孩子是否具有呼吸困难,如果出现了以下1项以上的体征,或者你有任何疑问,都应与医生联系。

每次呼吸时都存在鼻翕。其目的是允许更多的气体进入呼吸道和肺部。

下颌和肩部之间颈部的纵向肌肉屈张明显。其目的是将肺尖尽可能上拉,以增加肺容积,增加进入肺内的气体量。这时还可见到锁骨间胸骨上的凹陷,也是由于每次用力呼吸牵拉所致。

肋骨间肌肉屈张明显。这可横向将肺向外拉,同样可以增加肺容积。为了看清这些肌肉的牵引效果,可从孩子的腋窝到髋部画一条假设的连线,通过此连线,观察肋骨随着每次呼吸的运动幅度。肋骨的运动如同一排水桶柄被上下牵拉。

每次呼吸时腹部会上下大幅度地运动。这会使横膈下移,使肺的深度增加、容积增大。

呼吸增快。通过增快的呼吸频率,使进入肺内的气流增多。发热时呼吸会增快,其目的是为了散热使体温下降,它不是呼吸困难的体征。体温正常的时候,正常的呼吸频率与年龄相关。婴儿为25～35次/分钟,大于2岁的儿童为20～30次/分钟,成人为12～14次/分钟。如果有发热,先给解热镇痛剂,等体温正常后再检查呼吸次数。

对于安静的孩子,以上列出的所有体征都有助于判断是否存在呼吸困难。可是,对于哭闹的孩子,这些体征不能作为判断呼吸困难的指征,因为哭闹的孩子本身就可出现鼻翕、张口呼吸、肋间肌肉受到牵拉、呼吸增快等。

 ## 应进行怎样的检查? 其结果能说明什么问题?

通常不需要任何检测。在婴幼儿中引起鼻部充血最常见的原因是上呼吸道感染，病毒感染后可出现充血、咳嗽和鼻后倒流。空气中的刺激物，比如花粉和灰尘，也是引起充血的常见原因。只要做个查体就可以区分是由感染还是过敏引起的充血，还有一种判断的方法是试错实验。如果推测是由某种过敏原引起的充血，使孩子远离这种过敏原，如果症状缓解就可以证明它们之间存在因果联系。再让孩子接触这种过敏原，如果又出现充血，就可以肯定这是致病因素。

　　食物也可以引起充血。有时某种食物引起过敏反应，采用去除可疑食物，之后再加入该种食物的方法可以帮助分析出充血的原因。多数食物不会引起黏膜分泌物增多，但牛奶和一些日常食品也会与充血有关。可以肯定的是，当孩子患有上呼吸道感染时，牛奶会引起黏膜增厚和充血。

有哪些治疗方法？

　　治疗充血的药物包括抗组胺药物、解充血药物和抗炎药物，但要根据病因来选择药物。

　　抗组胺药物用于减少机体的过敏反应。如果孩子对毛粘、猫毛、香烟、烟尘等过敏，当机体接触这些过敏原时会释放组织胺。组织胺可引起一系列的过敏反应：打喷嚏、流眼泪、流鼻涕，抗组胺药物可以阻断过敏反应的发生。但要记住，治疗过敏反应最好的方法是去除过敏原。

　　解充血药物用来减少鼻部和鼻窦黏膜的分泌物，但建议清理鼻部分泌物之后使用。当黏膜薄而干净的时候，药效最好。当黏膜增厚、分泌物为黄绿色时，解充血药物可以减少黏液分泌，但会有一些凝块堵塞在鼻和鼻窦后部，加重充血。对有些孩子来讲，解充血药物本身有刺激作用，所以第一次给孩子使用时要小心。使用解充血药物之后的几个小时，孩子会感觉症状明显缓解。

　　抗炎药物用来减轻机体的炎症反应。感染和过敏会引起鼻和鼻窦部的炎症反应，炎症反应又刺激黏液分泌增多和使黏膜增厚，抗炎药物可以阻断这一过程使分泌物更容易流出。相比充血而言，流鼻涕是一个好现象，抗炎药物正是发挥此作用。

可能发生的并发症有哪些？

很少出现严重的并发症。如果鼻部长时间充血，炎症会扩散至鼻窦部。鼻窦是位于面颊上部骨内的空隙，紧邻鼻部，环绕眼睛。孩子的鼻窦很小并且发育不完善，很容易被黏液堵塞而出现**鼻窦感染**和**耳部感染**。出现以下症状要考虑有继发感染可能：发热、烦躁、分泌物变黏稠。在极个别的病例中，鼻后倒流物会进入肺脏，导致**气管炎**和**肺炎**的发生。

药物表：抗组胺药物、解充血药物、抗炎药物

药物种类	作用机理	主要成分	儿童常用药物
抗组胺药物	阻断组织胺的作用，缓解瘙痒、打喷嚏、流鼻涕、流眼泪	异丙嗪 苯海拉明	苯海拉明、开瑞坦、仙特明、Allegro *
解充血药物	使血管收缩，减轻鼻部、鼻窦和耳朵的充血	伪麻黄碱 去氧肾上腺素	红葡萄儿童抗感冒止咳露、儿童退热止痛滴剂、速达菲鼻塞喷雾、Triaminic**
抗炎药物	阻断引起肿胀和炎症的化学反应	非甾体类抗炎药，如布洛芬	雅维、美林

*：一种儿童抗过敏药物，无明确中文商品名。
**：一种儿童感冒止咳药，无明确中文商品名。

过敏与枯草热

婴幼儿体内到底出了什么问题?

过敏在人身体里可以有多种表现。在皮肤上,它可以表现为皮疹或荨麻疹;在肠道里,它可以表现为腹泻;在鼻腔和鼻窦中,它可以表现为伴有流泪和流鼻涕症状的典型的**枯草热**(花粉症)症状。

过敏是由机体对某些刺激物,如花粉、食物、香精、动物皮屑或霉菌等的免疫反应导致的。当孩子接触这些刺激物后,机体便会从自身的一种特殊细胞——**肥大细胞**——中释放出一种叫作**组胺**的化学物质。组胺和肥大细胞中的其他物质可以导致组织出现肿胀、不适症状以及分泌出液体。在人体中,肥大细胞分布最广泛的部位有皮肤、口腔、鼻子、肺和肠道,当人体出现过敏反应时,组胺会导致这些部位出现水肿症状。

父母应该做什么?

防治过敏的最有效的方法是避免孩子接触过敏原。如果家长知道孩子对什么过敏,这当然很简单。但通常家长无从得知。此时,家长可首先尝试让孩子尽量回避最常见的过敏原。以下列出一些简单易行的方法:

● 如果孩子卧室中有地毯,可每天或隔天用吸尘器清洁他的卧室,以减少卧室中尘螨的数量。

● 在孩子卧室中的一角放置一台空气净化器,如HEPA-高效微粒空气过滤器,以进一步减少尘螨和动物皮屑的数量。

● 如果窗外种有观花树木,请尽量关上窗子,以减少花粉进入室内。

● 如果孩子睡觉时使用的是羽绒枕头或羽绒被,请尽量使用低致敏布料做成的枕套或被套。

● 如果家里养宠物,而且怀疑孩子过敏可能与宠物有关,要确保宠物活动区远离孩子的卧室。

● 如果看到房间的天花板、墙壁或地面上有霉菌生长，请把它清洁干净或请专业人士把它清除。

● 如果孩子从学校回到家中伴有过敏症状，但这些症状在回到家后又逐渐缓解时，要考虑孩子的教室中是否有可疑的过敏原存在，比如班级养的宠物或是老化的地毯等。

当然，如果过敏原存在于大气环境中，比如花粉，要减少孩子的暴露几乎是不可能的。空气中这种过敏原到处存在。但当季节转换时，孩子的过敏症状会随之好转。

如果孩子的过敏症状仅表现为流鼻涕，并且涕液较清亮时，家长可能会设法使孩子鼻塞进一步严重的可能性降至最低。有些人认为减少奶、奶酪、酸奶等奶制品的摄入会对此有所帮助，而豆奶或米糊可以作为这些食物的替代品。

何时应向医生请教？

如果孩子是第一次出现过敏症状，并且家长不知道该如何处置时，请打电话咨询医生。典型的过敏症状是组织器官分泌清亮的液体。如果孩子流黄绿色鼻涕或眼睛有其他分泌物时，家长也应咨询医生，因为孩子可能出现了继发的细菌感染。

另外，如果孩子的过敏症状一直没有好转，或变得越来越严重，家长要请教医生。如果孩子的过敏症状使他无法参加正常的日常活动，或睡觉有困难时，家长也需要进一步咨询医生。

应进行怎样的检查？其结果能说明什么问题？

孩子是否需要做进一步的化验检查，取决于他过敏症状的轻重。如果孩子只是流鼻涕、偶尔干咳或打喷嚏，即使其过敏症状持续几周也并不需要做化验检查。但如果孩子的鼻塞和咳嗽症状严重影响了其日常活动或睡眠，家长应及时带孩子去医院做化验检查。同样，如果孩子有过敏相关症状，如荨麻疹，家长也一定想通过化验找到孩子过敏的根本原因。

有两种检查过敏的化验方法：皮肤测试和RAST血液测试。RAST血液测试相比皮肤测试而言更为敏感，但同时它也是一种更为有创性的检查。对于2岁以内的孩子而言，这两种化验方法都不是绝对可靠的。

皮肤测试是将涂有特殊抗原（液），比如猫毛、霉菌、鸡蛋等的小针点刺入皮肤进行检查。如果针刺部位周围的皮肤有红肿反应，则结果为阳性。做好这个实验需要取得孩子的配合。对于2岁以内的孩子，如果化验结果为阴性，并不能代表其结果就是正常的。换句话说，如果使用霉菌针刺给孩子检查后，其局部皮肤虽然没有反应，但他仍有可能对霉菌过敏。只有化验结果为阳性才对过敏诊断有所帮助。

RAST血液测试是检测过敏原最常用的血液测试。通常取静脉血（不是手指或足跟）来检查不同的过敏原是否存在。如果皮肤过敏反应严重无法做皮肤测试，或者担心皮肤测试会引起严重的过敏反应时，可选择RAST血液测试。与皮肤测试一样，RAST血液测试也并不总是准确的，特别是对于年龄小的孩子。

两种测试结果都会给出过敏反应的强度水平。如果测试结果为阳性，显示程度会有所不同。因此，利用这两种测试方法可以区分过敏程度的轻重。

需要知道的是，抗组胺药物可以干扰过敏原的检查结果。如果孩子正在服用抗组胺药物，家长需要在给其检测过敏原之前联系医生，可能需要在检查之前停用相关药物。

有哪些治疗方法？

抗过敏治疗最主要的方法是使用**抗组胺药物**。抗组胺药物可以拮抗过敏反应中由肥大细胞释放的组胺，从而中止组胺在鼻腔、眼睛、肺等组织器官中引起的过敏反应。

抗组胺药物有很多种类。非处方药物包括苯海拉明和氯雷他定。在一些复方制剂中也存在苯海拉明。非索非那定、羟嗪、西替利嗪等抗组胺药物的使用需要医生开具处方。

极个别病例中，单一使用抗组胺药物仍不能有效控制过敏症状。在这种情况下，可能需要使用**皮质类固醇**。皮质类固醇是一种有效的抗炎药物，可以迅速阻断过敏反应。但由于激素本身较抗组胺药物可能会产生更多的副作用，因此，皮质类固醇通常不作为一线用药。

类固醇激素有很多种形式，比如鼻喷剂、吸入剂、糖浆、片剂，甚至针剂。鼻喷剂和吸入剂类固醇激素作用在使用部位。因此，鼻喷剂类固醇激素可以缓解鼻部症状，而吸入剂类固醇激素可以作用于肺和呼吸道。其他剂型类固醇激素则作用于全身，使用剂量会更大，引起的副作用也会更多。

可能发生的并发症有哪些？

最为严重的过敏反应称为**过敏症**，这是一种全身的过敏反应。患儿会出现荨麻疹、水肿（嘴唇、口或肺脏）、低血压甚至休克反应。其反应程度，有的轻微，有的甚至会威胁生命。

如果过敏引起皮疹发痒，会导致孩子不停地去抓挠，继而会引发局部出血和继发感染。反复抓破的皮肤不能愈合，最终可能会留下疤痕。

发生在上呼吸道的过敏反应会导致黏液聚积，从而易出现病毒或细菌感染，比如幼儿慢性过敏可以导致鼻窦和耳部的感染。

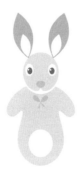

鼻内绿色分泌物和鼻窦炎

 婴幼儿体内到底出了什么问题？

婴幼儿经常会流鼻涕，什么时候需要去看医生？当鼻涕是清亮的，黄色的，还是绿色的时候？持续时间1周以上，还是1个月以上？

婴幼儿流清涕比较常见，它可以是出牙期或过敏之后的表现，也可以出现在婴幼儿大哭之后。如果没有其他合并症状，流鼻涕会持续几周，不需要为此担心。

如果分泌物颜色变为黄色或绿色，则要引起我们的重视。病毒感染后分泌物可以为黄色，但是黄色分泌物并不代表细菌感染或感染很严重。

如果出现绿色分泌物那就意味着细菌感染。鼻部黏膜发生炎症反应后有少量出血，血液接触氧气并和黏液混合后变为绿色，而不是原本的红色，所以分泌物为绿色。如果鼻腔出现绿色的黏液团块不用紧张，并不代表一定是鼻窦感染，需要进一步观察。出现下列症状中的至少1项才可以诊断鼻窦炎或鼻窦感染：

● 上呼吸道感染症状持续存在，比如鼻塞、咳嗽、流鼻涕超过10～14天，或7天后症状明显加重；

● 明显的头痛，尤其是前额或鼻部周围；

● 白天有不间断的咳嗽；

● 发热；耳朵疼痛；或只是表现烦躁。

很多症状都是非特异性的，所以抓住主要特征是非常重要的。比如很多疾病都有发热的临床表现，但同时伴随鼻内绿色分泌物、前额或一侧面部疼痛就有患鼻窦炎的可能。

鼻窦炎通常为继发感染。鼻塞后黏液堵塞鼻部并慢慢渗透入周围组织，因此黏液很难排出。换句话说，鼻塞与鼻窦炎的发生有直接关系。

据统计，5%～10%的上呼吸道感染后会发生鼻窦炎，这个数值是所有年龄人群的一个均值。出生时鼻窦非常小，而且发育不成熟，随年龄的增长而逐渐生长，直至青春期发育成熟。鼻窦部越大，越容易继发感染。因此，虽然婴幼儿每年患大约6次上呼吸道感染，但大部分都不会合并鼻窦炎。

同时，合并某些疾病使孩子更容易患鼻窦炎，如**过敏性鼻炎**——鼻子过敏后黏液分泌增多、胃食管反流、免疫缺陷病。如果机体的免疫系统不能有效地抵御病毒或细菌感染，并发感染的概率会大大增加。

♥ 父母应该做什么？

如果孩子刚刚开始出现流鼻涕，父母要做的就是减少发生鼻塞的可能。有人认为减少牛奶、奶酪、酸奶等这一类食品的摄入对缓解症状有帮助，可以换用豆奶或牛奶糊。

也可以使用解充血药物来减少黏液的分泌，它是一种非处方药物，其中具体成分会在治疗章节详细描述。早期使用解充血药物的好处是可以防止鼻窦处出现液体积聚。

如果出现鼻塞和黏液排出受阻，使用蒸汽会有所帮助。最简单的方法是洗热水澡或进入有蒸汽的浴室，但要注意不要直接接触热水，以免引起不必要的烫伤。传统方法是在面部盖一块毛巾，然后让孩子俯下身子，使面部靠近一壶烧开的热水。这个方法虽然有效，但对婴幼儿来说很危险，因为飞溅出的热水和蒸汽都有可能烫伤孩子。另一个办法是让孩子多喝汤和热水，以使鼻部变得湿润。

无论是采用哪一种方法，鼻部湿润后症状会在几分钟内改善。当鼻塞缓解时，年长的孩子会擤鼻涕，年幼的孩子则很难做到这一点，在这种情况下可以使用球形抽吸器来吸引鼻腔内的分泌物，但大部分孩子都拒绝使用它。球形抽吸器又称作吸鼻器，是由塑料制成的，用来吸引鼻腔或口腔内的分泌物。如果不愿意清理鼻腔或吸引，那只有等鼻塞缓解后分泌物自行流出。蒸汽浴是相当安全的，但不要持续太长时间，5～15分钟就足够了。

喷鼻剂也可以用来治疗鼻塞，但婴幼儿使用喷鼻剂比较困难。这种方法是将盐水或其他液体喷入鼻内，缓解鼻道的堵塞，刺激机体产生对抗感染的反应。它同样可以冲刷鼻部的细菌，减少发生鼻窦感染的可能。使用含冷水、盐水或特殊药物成分的喷鼻剂，也可以减轻鼻部的炎症反应。有的喷鼻剂含有减少鼻部血流的成分，可以减少黏膜的分泌。还有的喷鼻剂含有激素成分，可以减轻炎症反应。抗炎类药物，比如布洛芬，也用于缓解鼻塞，减轻鼻部和鼻窦的水肿。

何时应向医生请教？

如果流鼻涕的症状持续存在3周以上或症状加重，就应与医生联系。如果孩子出现明显的头痛或高热也应与医生联系。

应进行怎样的检查？其结果能说明什么问题？

通过了解疾病的过程和体格检查，鼻窦炎不难诊断。但对于模棱两可或迁延不愈的病例，做相关的检查会有所帮助。

X线可以显示鼻窦部是否有渗液。为了使鼻窦清楚地显影，头部需处于一个特定的体位，放射科医生称之为**瓦特氏摄影技术**。

在过去的几年中，鼻窦部显影最清楚的手段是CT扫描。相比X线CT扫描影像更清晰，而且扫描时间也很短，只需30～60秒就可以捕捉到鼻窦的影像。

值得注意的是除了因为鼻窦炎以外，也会因为其他原因进行CT扫描，你会发现有半数以上的孩子鼻窦部有肿胀或渗液。因为孩子没有任何与鼻窦炎相关的症状，所以鼻窦部的肿胀或渗液是偶然发生的。也就是说，CT扫描显示孩子鼻窦部有渗液并不一定就是鼻窦炎。

有哪些治疗方法？

有一半儿的鼻窦炎会自愈，这就是为什么医生不会因为诊断出鼻窦炎而使用抗生素，除非出现以下情况：咳嗽、鼻内绿色分泌物或头痛等症状加重，或症状持续2~3周没有缓解。而且，要想彻底治愈鼻窦炎，抗生素的使用时间要长，通常是10~14天，有时会更长。

治疗鼻窦感染的抗生素有很多种，常用的有青霉素类、头孢类、大环内酯类（如红霉素）等。医生会根据近期有无抗生素用药史、社区细菌对各种药物的敏感度以及孩子的药物过敏史等原因来选择抗生素。

除抗生素以外还有其他可选择的治疗方法。**解充血药物**有利于鼻窦积液的引流，这类药物安全而有效，值得尝试。鼻部分泌物减少之后使用解充血药物效果最佳，如果使用后无效就停用。解充血药物有很多剂型，比如喷鼻剂、口服溶液、咀嚼片或速溶片。

激素喷鼻剂可用来减轻鼻部的肿胀和炎症反应，相应地使鼻窦部引流通畅。如果合并扁桃体或颈部其他腺体肥大，激素可从鼻后部流至咽喉部，缓解这些部位的炎症反应。很多家长因为担心它的副作用而不愿意给孩子使用激素，但喷鼻剂直接作用于鼻部，身体其他部位很少吸收，所以发生副作用的概率比口服剂型要小得多。

在有些情况下也需要使用**口服激素**来治疗鼻窦炎。当鼻窦部感染严重时，只有激素才能有效缓解鼻窦的充血症状，使鼻窦部引流通畅。在这种情形下，激素是抗生素的重要辅助药物，没有它们，抗生素很难渗透至感染的鼻窦部。用于治疗鼻窦炎，激素只需使用几天。因此，出现激素长期副作用的概率很低，尤其是一个疗程使用激素的时间短于14天，或一年内使用激素不超过2次。

可能发生的并发症有哪些？

慢性鼻窦炎持续3个月或更长，症状和急性鼻窦炎相似，但夜间咳嗽更明显，症状不重但不能彻底缓解。慢性鼻窦炎没有危害性，但由于持续时间长，对于孩子和家长的心理影响较大。

鼻窦部感染也会引起耳部感染，但很少见。发生机理是一样的，充血引起鼻窦部和中耳部的引流不畅。总的来说，引起鼻窦部和耳部感染的细菌是一样的，抗生素治疗鼻窦炎的同时也可以治疗耳部感染。

鼻内异物

 ## 婴幼儿体内到底出了什么问题？

异物是指除身体以外任何无生命的物体，比如玩具、1张皱缩的报纸或1粒珠子。有些物体虽然有生命，比如豌豆，但它不应该出现在鼻内，所以我们也称之为异物。

婴幼儿喜欢将物品塞入鼻内，鼻内异物会引发一些问题，所以即便孩子无任何不适主诉，也一定要将异物取出。在很偶然的情况下，异物停留在鼻内，比如跌倒之后异物会定植在鼻内。

小伙伴或兄弟姐妹也可能将异物塞入孩子鼻内。有时候我们问孩子："你有没有往鼻子里塞东西？"即便在鼻内发现了异物，他也可能回答："没有。"他并没有撒谎。

 ## 父母应该做什么？

要想将鼻内异物取出，最简单又无痛的办法是让孩子打喷嚏。但如果异物在鼻内位置很深，就很难通过打喷嚏打出来。不要尝试用小棍将异物取出，这种方法不仅无效，而且会使孩子受伤，或使异物的位置更深更难取出。

如果肉眼能看见异物，可以采用嘴对嘴呼吸的方法迫使异物出来。事先告诉孩子你要做什么，如果他太小不能理解，就告诉他你要给他一个大的亲吻。用嘴盖住孩子的嘴，用手指捏住没有异物的那个鼻孔，然后用力呼气。可以重复1~2次，如果试过3次均无效，应与医生联系。

 ## 何时应向医生请教？

如果孩子鼻内有滞留的异物，需要带他看医生。如果有明显的疼痛或出血，也要联系医生。如果孩子告诉你他将物品放入鼻内，因为孩子很少说谎，即便你看不到异物，也一定要联系医生。

应进行怎样的检查？其结果能说明什么问题？

鼻内有异物时通常不需要进行任何检查，检查鼻腔时需要特殊的光源和放大镜。

有哪些治疗方法？

要想取出异物，首先要明确它在什么位置。如果位置很深，应与外科医生联系，需要使用特殊的工具和麻醉药来取异物。如果异物位置不是很深能看见，可以使用一种叫**Calgiswab**的细棉签，或另一种叫作**鳄鱼钳**的特殊工具来取异物。鳄鱼钳看起来像剪子，只是尖端有小而细的夹子。在取异物的过程中需要光源，同时孩子要保持不动，如果孩子小，那就要家长扶住他，不让他动。如果孩子配合，操作会很顺利，孩子也不会有疼痛。

可能发生的并发症有哪些？

可能发生两种并发症：异物停留在鼻内和取异物过程中出现问题。

异物停留在鼻内可引起黏膜肿胀、疼痛、分泌物有臭味，同时异物周围的组织也会肿胀，使异物更难取出。最主要的问题是，身体任何部位的异物最终都会引起感染。

在取异物过程中最大的问题是有可能把它推进更深的位置而损伤鼻内黏膜，这时只有外科医生才能把异物取出来。另一种可能是异物被推入鼻后部而落入咽喉，发生窒息。

6 第6章

口腔

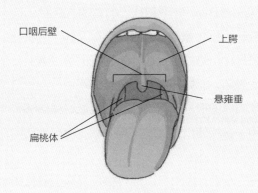

口咽后壁　　　　　　　　　　　上腭

　　　　　　　　　　　　　　　悬雍垂

扁桃体

　　口腔后壁，又称口咽后壁，是孩子常见的感染部位。扁桃体经常会引发炎症而变肿大，有时甚至比平时肿大2~3倍。

口疮和热病性疱疹

🩺 婴幼儿体内到底出了什么问题？

口疮是口腔内壁软组织上长的小溃疡。大多出现在比较疏松的软组织上，比如脸颊和唇的口腔内壁、舌的上下表面或是在咽喉后壁临近软腭和扁桃体处等。口疮可以是圆形或卵圆形，一开始只是个小红点，以后逐渐变成灰白色浅表的溃疡，而周围的组织仍为正常的红色。口疮在医学上称为**口疮性溃疡**。

口疮形成的原因有多种。多数认为是对口腔内某种物质的免疫反应引起的。但也有可能是由机械损伤所致，比如咬嘴或进食尖锐的食物等。对食物如有过敏也会导致口疮的形成。有些口疮的形成则是由于营养元素缺乏，特别是维生素B_{12}、叶酸和铁。有些研究还提到口疮形成与维生素B_1、维生素B_2、维生素B_6、维生素C以及锌、硒和钙的缺乏有关。口疮也可能是某种药物的副反应。最常见的可以继发口腔溃疡的药物是非甾体类消炎药，比如布洛芬。甚至牙膏由于含有月桂硫酸钠的成分也可以导致口疮的形成。月桂硫酸钠可以产生泡沫，在牙膏的生产过程中很常用，它能使口腔变得干燥，减少黏膜表面的保护层。

口疮也可伴有其他疾病的发生。感染可以通过损伤黏膜屏障直接引发溃疡，也可通过身体应激间接导致溃疡形成。如果机体免疫系统有缺陷不能提供足够的口腔屏障保护的作用，也可导致溃疡的形成。

热病性疱疹与口疮性溃疡完全不同。这种疱疹位于口周，为小圆形，基底呈红色。发病几天后疱疹可以形成结痂，这是疱疹表面被寄生在皮肤表面的细菌感染所致。

热病性疱疹多由单纯疱疹病毒感染引起。这也正是人们用疱疹来描述这种热病性疱疹暴发的原因。疱疹病毒有疱疹病毒1型和2型两型。过去，人们认为1型通常引起口周的疱疹，而2型会导致生殖器的疱疹。而如今人们已经了解，其实各型病毒引发的病变部位并不特异。

疱疹表面如果出现破损，则病毒的传染性最强。因此，如果家长患了热病性疱疹，可以通过接吻等身体直接接触的方式将病毒传播给孩子。如果孩子接触了这些疱疹后再去触摸自己的皮肤会导致病毒自体的传播。多数情况下（约占85%），由于看不到任何表现，家长可能都不清楚孩子已经感染了疱疹病毒。只有在少数病例中（约占15%），孩子会在病毒感染后3~5天在口唇或口周出现多个疱疹。几天后，这些疱疹会逐渐融合、结痂并愈合而不留下瘢痕。孩子暴露于病原后，不论是否伴有疱疹出现，都会对该病毒产生抗体保护机体避免今后再次感染。

人一旦感染上疱疹病毒会终身携带无法彻底清除。一部分残存的病毒位于脸颊下**神经根**或**神经节**区，在应激或生病状态时（或在强烈的日光下），病毒会重新被激活，从神经根处返回到口周。这一过程叫**复发**。

患口疮性溃疡和热病性疱疹总的病程多在4～14天。除了可见的溃疡和疱疹外，通常都会伴有疼痛。除此之外，一般不会伴有其他症状。实际上，这些孩子看起来都比较健壮。

♥ 父母应该做什么？

不论孩子患有热病性疱疹还是口疮性溃疡，家长首先需要做的是帮助他缓解症状，减轻疼痛与不适。如患有口腔溃疡，应避免食用像薯片这样锐利又易碎的食物，以免引起溃疡面的反复损伤。同样也要避免食用酸性、辛辣及过咸的食物，以减少进食中的疼痛。同时，还要检查牙膏中是否含有月桂硫酸钠，请及时换用不含此成分的牙膏。

如果孩子患有口周疱疹，要尽量避免局部皮肤的干裂或撕裂。孩子常常会去舔口周的疱疹，这样其实会延缓病疮的愈合。尽管唾液中的水分会起到暂时的润滑作用，但一旦水分挥发，皮肤就会变得更加干燥和容易损伤，最终皮肤干裂继而更易合并细菌感染。

对于年龄较大的孩子而言，清洁溃疡表面并去除多余的碎皮可以促进其溃疡的愈合。过氧化氢常用于清洁疮口，但由于孩子用后会感觉不适，因此不建议给孩子使用。而且在使用过程中要小心孩子咬伤你。

一种可以减轻疼痛的最简单有效的方法是使用一种"神奇的漱口水"，它是一种混合制剂，由儿童用抗过敏药苯海拉明和对创面有保护作用的氢氧化铝、氢氧化镁组成。这种漱口水可以减轻局部的炎症反应，并可以保护创面避免唾液等口腔内容物的刺激。

嗜酸乳杆菌有助于预防口疮性溃疡。这种**益生菌**可以保护体内的黏膜组织避免溃疡的再发细菌感染。嗜酸菌在酸奶中即可以找到，但一定要确保它是"活菌"才有效。

何时应向医生请教？

如果溃疡或疱疹引发的疼痛使孩子无法进食或饮水，或发现创面周围皮肤发红、发亮，甚至有脓液等细菌感染的征象，都需要及时带孩子去看医生。

应进行怎样的检查？其结果能说明什么问题？

一般来说，热病性疱疹及口疮性溃疡都不需要行特殊的检查，医生通过望诊即可以判断。但如果还怀疑有其他相关疾病的话，医生会选择相应的检查。

有哪些治疗方法？

市场上可以买到很多用于减轻溃疡疼痛的药物。有些作用于溃疡面起屏障保护作用，有些则是使创面麻醉以减轻疼痛。这些药物的有效成分包括有苯佐卡因、安息香、利多卡因、樟脑和苯酚等。还含有抗菌成分，比如硫酸铜、碘等，用于减少溃疡面的继发细菌感染。

医生很少会给口腔溃疡的孩子开具处方药。另外，尽管局部应用类固醇激素可以减轻口疮溃疡面的炎症反应，但也不适用于儿童。成人有时会使用氯己定漱口水，但由于无法保证儿童能正确地使用，因此尚不能应用于儿童。

如果孩子疱疹感染很严重以致无法很好地进食或饮水，医生会建议使用阿昔洛韦。这是一种抗病毒药物，它可以阻止病毒的复制、缩短疾病病程，并减少疱疹数量。它既可以口服，也可以局部外用。其他可以有效治疗疱疹的抗病毒药物，比如伐昔洛韦、泛昔洛韦等，尚未被批准应用于儿童。

可能发生的并发症有哪些？

口疮性溃疡可以继发细菌感染，而这些细菌可以是存在于口腔中的正常菌。尽管这种情况并不十分严重，但感染可以使疼痛加剧并延缓创面的愈合。

热病性疱疹也可以继发细菌感染，进而延缓疱疹的愈合，严重的瘙痒还会引发孩子抓挠并最终留下瘢痕。

出牙

婴幼儿体内到底出了什么问题？

幼儿阶段，孩子牙齿相继萌出。尽管有的孩子到了15个月甚至18个月还未开始长牙，但绝大多数孩子在1岁前都已经有牙齿萌出了。多数孩子在出牙的过程中都会有些不适，个别孩子也会没有任何反应。幼儿阶段开始有大牙萌出，这会让孩子感到更加疼痛。比如磨牙，体积比门牙大2倍，萌出时造成的疼痛也会倍增。

乳牙共20颗，会在幼儿期长出。与普遍的观念不同，牙齿的萌出并没有一个特定的顺序。有些孩子可以一次只长1颗牙，而有些孩子则可以一次长4颗牙。有的是下面一排先长出，有的则是上面一排先长出，还有的可能是磨牙甚至是一整侧牙最先长出。

出牙并不仅仅是字面意义上的牙齿从牙龈破出的一瞬间。整个出牙的过程包括从牙齿还未露出牙龈到长出牙龈的全过程。牙齿从牙龈内萌出的过程中会穿过中间的组织和神经，有时还会引起局部组织肿胀或导致炎症发生。牙齿这种从牙龈深处逐渐萌出的过程可能比看到的露出牙龈表层的长出过程更加疼痛。

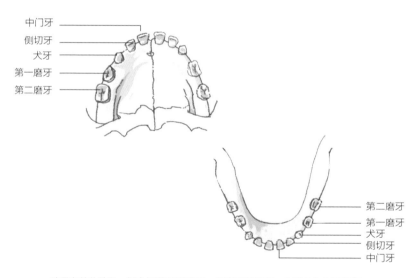

孩子在幼儿阶段一般会长满20颗乳牙。但出牙并没有一个绝对的先后顺序。

孩子在平躺位时，出牙疼痛感最为强烈。牙龈的触痛甚至会放射到耳朵。但其实不论是坐位、立位还是斜靠位，疼痛感都十分显著。

除了疼痛，出牙以及过多的流涎还会使孩子吞咽进很多口水，造成孩子饱胀感，从而使食欲减少。另外，吞入的唾液从肠道排出，还可使大便带有黏液，甚至腹泻。

♥ 父母应该做什么？

有些孩子可以通过自己的一些方式来缓解疼痛，比如吸吮自己的舌头、咬噬玩具或发凉的物体。大点儿的孩子可能会用手指或舌头摩擦牙龈来缓解疼痛。

如果孩子有出牙痛而他又不能通过这些方式来缓解疼痛，家长可以帮助他按摩牙龈或用一些凉的东西冷敷来减轻局部的炎症反应。但要注意：这时候由于孩子已经长牙了，因此要小心孩子在牙痛的时候有可能会咬伤你的手指。

何时应向医生请教？

孩子有出牙痛一般不需要请教医生。但有时，家长很难判断和排除这种不适是否由咽喉和耳部的感染所致。

因此，如果孩子告诉你他不舒服，但又不肯张嘴让你检查，最好带他去看医生。尽管检查的结果仅仅是出牙，但也总比因为没让医生检查而遗憾强。

其实，有些征象可以提示孩子有可能存在感染，而不仅仅是单纯的出牙，比如高热体温超过38.3℃（101°F）、耳朵有牵拉痛、没有食欲或极度疲乏不适等。如果孩子有上述表现，需要及时带他去看医生。

孩子流涎是出牙的常见症状，但如果流涎过多或孩子看上去吞咽唾液困难，就需要请教医生了。

应进行怎样的检查？其结果能说明什么问题？

全面的体检是孩子唯一需要做的检查。如果没有发现咽喉部、耳朵及其他部位的疼痛和感染，那么即可做出排他性的诊断。医生可能会告诉你孩子牙龈红肿，但其实出牙痛未必都能发现明显的牙龈肿胀。

有哪些治疗方法？

治疗出牙痛的药物共分三类：局部用药、口服用药及其他。

局部治疗的药物有液体或胶状物两种，可直接涂抹在牙龈表面。其有效成分包括水杨酸、利多卡因、鞣酸、薄荷脑、甘油和乙醇等，用于减轻局部疼痛和肿胀。然而，并没有确实的数据显示这种治疗的效果。由于这些药物作用短暂，因此对牙龈的按摩过程可能更为重要。

口服止痛药共分两大类：对乙酰氨基酚类和布洛芬类。"婴儿阿司匹林"的说法是一种误导，由于阿司匹林可以导致瑞氏综合征引发肝衰竭和脑病，因此不建议给孩子服用。其他如可待因尽管止痛作用较强，但都不能确保可以有效地缓解出牙痛。

对乙酰氨基酚和布洛芬的具体用量取决于孩子的实际体重。二者都是解热止痛类药，都被公认为是安全的儿童退热止痛药。此外，布洛芬还有抗炎作用。可选择的药物剂型有多种，对于拒绝服用糖浆的孩子，可以选择咀嚼片剂甚至肛门栓剂等。详细用法请咨询医生。

其他用于选择的缓解出牙痛的治疗方案中还包括使用滴剂、片剂、凝胶及溶液等。有些中草药由于含有有效的抗炎成分也可用于减轻牙龈的肿痛，作用类似布洛芬。尽管上述这些方案所用药物都是非处方药，但它们毕竟还是药，所以当医生问及用药情况时不要忘记提及。

对乙酰氨基酚和布洛芬

对乙酰氨基酚是泰诺中的有效成分。由于它既可以止痛又可退热，因此在上百种处方或非处方药中都含有此药物成分。具体服用剂量依据儿童的千克体重计算，必要时可每隔4~6小时服用1次。

对乙酰氨基酚经肝脏分解，大剂量使用会导致肝脏产生毒性甚至肝衰竭。当然，只有在孩子单次服药剂量超过推荐量的5~10倍，或每4小时服药剂量均超过推荐量的2倍时，才有可能产生毒性。所以，单纯服用对乙酰氨基酚中毒的情况并不多见。但由于感冒药中也可能同时含有此成分，因此如果同时给孩子服用泰诺和含对乙酰氨基酚成分的感冒药要小心防止药物过量。

布洛芬是雅维和美林中的有效成分，它属于非甾体类消炎药。布洛芬可以用来退热止痛（作用同对乙酰氨基酚），但它同时还可用来减轻炎症反应。布洛芬的副作用较对乙酰氨基酚稍多，特别是可以产生胃肠道不适等反应。极少数情况下，服用过量布洛芬还会导致胃溃疡和胃肠道出血。

布洛芬通过肾脏代谢。因此，不推荐用于患有肾病的病人。由于它不经过肝脏代谢，所以不会像对乙酰氨基酚那样对肝脏造成毒性。

可能发生的并发症有哪些？

出牙通常不伴有并发症，但如果流涎过多造成饱胀感可能会影响孩子的食欲。唾液流入肠道还会使大便变稀溏，有时流涎过多还会引发口周皮疹。

出牙还会伴有低热出现，温度约在37.8~38.3℃（100~101℉）。这是牙齿从牙龈内长出过程中释放的天然化学物质所引发的反应。

出牙偶尔也会引发牙龈出血。这是在牙齿突破肿胀的牙龈时损伤了局部的细小血管造成的，出血通常就持续几秒。有时出血积聚在肿胀的牙龈下使局部呈现蓝紫色。当牙齿长出后，瘀血就会随即释放，肿胀的牙龈也会恢复正常。但如果出血或渗液过多无法自行停止，就需要求助医生了。

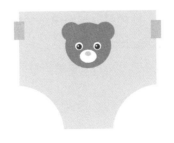

变色牙

 婴幼儿体内到底出了什么问题?

健康的牙齿呈珍珠白色。如果孩子牙齿有变色,可能有以下一些原因:

如果孩子牙齿发黄,特别是沿牙龈基底部发黄,那么这种变色很有可能是由沉积在牙齿上的厚厚的牙斑造成的。刷牙不够彻底或吃甜食太多是造成牙斑形成的主要原因。

如果孩子的牙齿呈灰棕色,那很可能是由于曾经发生过的外伤导致牙齿局部神经损伤或血流中断所致。在有些创伤病例中,牙齿内部的出血及血肿可以导致牙齿呈现棕、灰色。

还有一种可以引起牙齿变色的因素是使用抗生素。尽管发生率不高,但儿科医生通常不会给孩子使用这类抗生素。外伤可以导致一颗或几颗牙齿变色,而抗生素会影响所有牙齿。

另外,遗传等因素也可以导致牙齿变色。

如果孩子牙齿上有白色亮点,很可能是氟染色所致。即有可能是**氟中毒**,是牙齿接触过量的氟导致的。氟的来源包括牙膏、自来水及含有氟的多种维生素等。氟对牙齿的作用取决于用量,如果用量适中对牙齿有保护作用,但如果过量则会损害牙齿。严重的氟中毒还会损害牙釉质使牙齿变黑,而且看上去质地粗糙或有凹痕。

如果孩子患有蛀牙,牙齿可以呈白色,但也可能为棕黄色,因此蛀牙也是牙齿变色的原因之一。在美国,约有17%的孩子患有蛀牙,而到了3年级,则会有超过50%的孩子患有蛀牙。

 父母应该做什么?

养成良好的刷牙习惯是预防牙齿变色的最好方法。建议即使是小孩子,也要每天刷牙2次。一旦孩子能够接受使用牙刷,最好能每天坚持用牙刷刷牙。

有时让孩子每天都认真地刷牙很困难。你可以请教牙科医生商讨更好的办法，比如使用电动牙刷可以让刷牙过程更加有趣，孩子会感觉很新颖、好玩；有水果味道的牙膏也会吸引孩子；最重要的是你需要多腾出时间帮助孩子刷牙，因为单靠孩子恐怕很难把牙齿刷得干净、彻底。

何时应向医生请教？

如果孩子牙齿有颜色的改变，应带他去看牙医。多数牙医都会愿意为孩子检查。如果孩子还没有自己的牙科医生，不妨先请教你自己的牙医看是否能帮助你。另外，也可以先咨询儿科医生。

应进行怎样的检查？其结果能说明什么问题？

如果孩子的牙齿变色，除了需要全面的体格检查外，一般不需要做特殊的检查。如果医生怀疑有蛀牙，可能会建议做X线的检查以排除牙齿深处可能存在的空洞。

有哪些治疗方法？

治疗方案取决于导致牙齿变色的原因。如果是牙菌斑可以通过专业的洗牙予以祛除，同时，通过规律而有效的刷牙预防牙菌斑的再生。

外伤后牙齿会因出血和神经损伤而出现变色，但如果牙齿及其牙根都出现坏死可能会继发炎症。因此，有时牙科医生会建议将坏死的牙齿拔除。

如果是蛀牙导致了牙齿变色，首先要解决蛀牙问题。医生可能会采取填补牙洞等方法来修复蛀牙。提到补牙，很多家长会略感不安，但其实如今的补牙技术较以往已有很大改善。

如果是氟中毒导致的牙齿变色，通常无法自行消退，往往需要借助牙齿整形予以修复。这种修复一般只用于恒牙。因为乳牙最终会被恒牙所替换，而且孩子也很难乖乖地配合医生的检查和治疗，因此不适于做牙齿修复。

可能发生的并发症有哪些？

最令人担心的可能发生的并发症是神经损伤或蛀牙等潜在病因，这些问题最终会导致牙齿永久性的损伤。如果支配牙根的神经遭到破坏，整个牙齿就会坏死。乳牙损伤后的问题相对较轻，因为乳牙最终会被恒牙替代。

脓肿是一种局限性包绕性的炎症，创伤后可以在牙龈内神经根周围形成脓肿并造成剧烈的疼痛。如果不予治疗，会造成牙齿长期的损害或感染的全身扩散。

牙齿缺损

婴幼儿体内到底出了什么问题？

许多孩子都有牙齿缺失或损坏的现象。通常是孩子在玩耍中意外碰伤所致，比如从高处摔落后面部着地，或是迎面撞到障碍物或被玩具磕到嘴等。

与成人不同，孩子牙齿磕坏后通常不需要修补。即使是1整颗牙都被撞坏了，多数医生也会将这个空洞留到恒牙长出后再填补。之所以这样做是因为即使孩子不能保持整颗牙齿的完整性也不会因此而破坏下颌的形状。但如果是成人发生了牙齿缺失，下颌不久就会出现变形。而对于孩子，缺失的牙齿不大会影响下颌的正常发育和外形，而且最终恒牙的出现还会替代并且修复缺损。

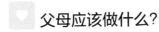 父母应该做什么？

如果孩子意外撞到了牙齿，首先要检查牙齿是否完整。如果牙齿有残缺，要注意确保磕断的牙齿没有被孩子吞咽或吸入。如果孩子能够配合，最好能让孩子用温水漱漱口并把脏物吐出来。

如果是整颗牙齿都脱落了，建议保存下整颗牙齿以便有机会让牙医将其修补上。找到脱落的牙齿并用盐水或牛奶进行简单的冲洗（最好不用自来水），这时即便牙齿上有污垢也不要用力去刷洗。在去看牙医的途中，建议把整颗牙齿含在家长的口中。这听上去好像不可思议，但如果牙医有可能把这颗脱落的牙齿填补回去的话，牛奶或唾液是唯一能保存牙齿的保护剂。同时，需要找一块湿纱布或毛巾放在孩子口中牙齿缺失的地方并让孩子咬住。

如果患处局部有出血，可以用凉毛巾或纱布局部加压止血。如果孩子愿意，可以让他吸吮冰棒以减轻牙龈的肿胀。

何时应向医生请教？

如果孩子意外碰伤了牙齿，请立即与牙科医生联系。如果没有牙医，也可以先请教儿科医生。

应进行怎样的检查？ 其结果能说明什么问题？

孩子碰伤牙齿后通常不需要做特殊的检查，医生只需检查口腔就可以了解情况。有时，牙医可能会建议拍摄X光片以便对病情做进一步的了解。

有哪些治疗方法?

治疗方案取决于外伤后牙齿和周围牙龈的损坏情况。

松动的牙齿有被孩子吞咽引起哽噎的危险，因此，医生通常会将松动的牙齿拔掉以预防万一。

个别情况下，脱落的牙齿空隙可能会导致下颌变形。这时，医生会建议使用一种**垫圈**以预防下颌和其他牙齿的变形。

 可能发生的并发症有哪些?

受撞击后脱落的牙齿有造成孩子哽噎的风险。大多数孩子会直接把脱落的牙齿吐出来，但也有少数孩子会直接把牙齿吞咽下去。因此，如果孩子在外伤后出现了牙齿缺失，并且很快出现咳嗽，这时家长要小心孩子的牙齿可能被卡在其气道的某个部位，需要立即到医院求助。

松动的牙齿也同样需要注意。如果孩子没有把松动后脱落的牙齿吐出来，而是频频出现咳嗽，那么很可能是牙齿卡在了气道的某个部位，需要紧急处理。

牙齿受到撞击后，其周围的牙龈可能会出现肿胀，受伤部位也有可能会出血。如果出血聚积在一起，就会形成**血肿**。出血及肿胀的组织还容易引发感染。一旦感染，疼痛会加剧并伴有高热，这种感染称为**脓肿**。

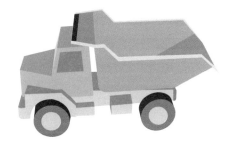

吸吮拇指和安抚奶嘴对牙齿的影响

 ## 婴幼儿体内到底出了什么问题?

如果孩子整天都在吸吮某种物品的话，牙齿最终会发生变形。孩子最常吸吮的东西有自己的大拇指、其他手指以及安抚奶嘴。长时间使用奶瓶也可能造成牙齿变形，但大多数孩子长大后已不再使用奶瓶而开始使用水杯了。

孩子长到3岁，会因长期吸吮拇指、其他手指以及安抚奶嘴而开始出现牙齿变形，突向嘴外。正常情况下，上排的牙齿会较下面的牙齿稍向前突出，但长期的吸吮动作会造成面颊肌肉的反复收缩而导致上颌向后回缩。久之，上颌会略窄而下颌会稍宽。这时，闭上嘴上、下前牙就不能交错重叠而磨牙却相互抵对。这种情况对于吸吮安抚奶嘴和奶瓶的孩子来说尤为明显。

吸吮其他手指或拇指对孩子牙齿发育影响相对较小。手指对牙齿的长期压迫会使牙齿前移，最终会形成门牙向外突出而导致过度咬合。

如果孩子能及早纠正这种习惯，上述这些影响仍都是可逆的。大多数医生认为，如果孩子能在4岁前（有些认为是7岁）改掉影响口腔发育的行为习惯，牙齿仍能恢复原来的位置结构。但如果超过4岁就于事无补了，并将最终导致下颌结构的改变和牙齿排列的错位。

因此，帮助孩子尽早地戒断奶瓶或安抚奶嘴，以避免长期使用带来的并发症显得尤为重要。这种戒断开始得越晚，孩子会变得越任性，难度也会越大。

 ## 父母应该做什么?

孩子吸吮安抚奶嘴及奶瓶。 首先，要相信孩子的这种行为习惯是可以自行纠正的。如果家长愿意积极些，最简单的办法就是限制孩子获取这些安抚物的机会，比如规定安抚奶嘴只能在上床睡觉后才能使用。如果孩子向你索要安抚奶嘴，告诉他只有去上床睡觉才能给予安抚奶嘴。这样一来，有些孩子为了能叼上一会儿安抚奶嘴会乖乖上床去睡觉。

减少奶瓶的使用。慢慢减少孩子使用奶瓶的次数直到每天1次。并且通常是在每天早起或晚上睡前才能喝奶。要让孩子明白，他可以选择不用奶瓶喝奶，但每天最多只有1次使用奶瓶的机会。

还有些固执的孩子仍会在房间里到处找他的奶瓶或奶嘴。对于这种做法，最直接的措施就是不要把奶瓶等物品留放在家中，以便让孩子彻底戒掉使用奶瓶的习惯。

还有一种温和些的办法帮助孩子选择戒掉这个习惯，比如将安抚奶嘴予以修剪处理会让孩子更快地戒除吸吮奶嘴的习惯。把家里所有的安抚奶嘴在末端都剪掉1毫米，一些家长会向孩子解释这是由于"奶嘴时间长了坏掉了"或"有小虫子把它们都吃了"，等等。每隔几天再剪下1毫米，直到就剩下一个残端或等到孩子自己选择放弃使用。

另一种戒除奶嘴或奶瓶的办法是将孩子的这些物品郑重地转赠出去。可以找来一个你认识的孩子，并且告诉你的孩子这个小朋友正需要这些奶嘴和奶瓶。然后把这些东西包好放到一个盒子中郑重地邮给或送给接收的这个小朋友。但要确保接收小朋友的家长知道你这样做的目的，并且会在你的孩子不在场的时候将那些旧的奶嘴或奶瓶扔掉。

孩子吸吮大拇指或其他手指。你可以想办法扔掉或剪掉奶嘴和奶瓶，但却不能丢掉或剪断自己孩子的其他手指或大拇指。因为拇指或其他手指永远都是孩子身体的一部分，所以想要戒除孩子吸吮手指的习惯更加困难。如果孩子愿意戒掉吸吮手指的习惯，你可以在相应的指甲上涂上味道较浓的指甲油。这种味道会提醒孩子不应该把手指放进嘴中。但这种办法只有在孩子配合时才能使用。否则，如果没有得到孩子的同意而直接把指甲油涂上，你会惊讶地发现孩子不仅不会对吸吮表示厌烦，相反会去把指甲油舔掉，甚至会表现出对这种味道的兴趣。

上述这些策略分别适用于不同年龄段的孩子。移除或限制的方法更适合于较小的孩子。而孩子到3岁大时，由于已经能够清楚地理解并应对来自家长的正面强化了，所以在孩子戒掉吸吮的习惯时应给予正面的鼓励，比如给予五角星等以示奖励。而对选择继续吸吮拇指或安抚奶嘴的行为父母应不予理会。因为无论是正面的还是负面的强化对孩子的行为都会产生加强作用。如果对孩子吸吮手指的行为做出惩罚，孩子会因意识到父母不想让他这样做而故意重复这一行为。这是一种正常的心理行为反应。因此，抑制孩子这种行为习惯的最好方式就是不予理会。

孩子长到4岁时，父母想要纠正孩子不良行为的愿望就会更加强烈。但不要在孩子面前表现出你的愿望。父母越是在意、关注，孩子的不良习惯就越难被纠正。最好让你的孩子也能加入习惯纠正的过程中来。让孩子明白纠正这种行为习惯的重要性并征求孩子的意见。可以让孩子选择一种习惯改正后的激励方式，比如一起打球等活动作为精神性的奖励，但最好不要答应给予孩子玩具等物质性奖励。

何时应向医生请教？

如果发现孩子有下颌形状的改变以及牙齿方位的变化，请及时与儿科医生或牙医联系。另外，如果孩子出现语言上的障碍也要及时让医生知道。

特别是孩子有长期使用奶瓶习惯的，如果前牙出现变色或变薄等改变，也应让医生了解。

应进行怎样的检查？其结果能说明什么问题？

通常不需要做特殊的检查。

有哪些治疗方法?

很明显,避免孩子养成吸吮习惯的最主要的方法就是将他可能获得的吸吮物来源都消除。然而,如果已经造成了不可逆改变,比如牙列和下颌的畸形等,即使这些吸吮物都消除了也无济于事。这时,就需要请正牙医生利用一些工具,比如支具、垫圈等,来帮助矫形了。

 可能发生的并发症有哪些?

最常见的并发症是美容方面的影响:因为如果牙齿突向外面看起来很不美观。

经常吸吮奶瓶的孩子,前牙会因长期反复地接触橡胶奶嘴上的糖分而出现腐烂。典型的**奶瓶龋齿**主要影响上排牙齿,如切牙和尖牙。通常奶瓶龋齿的发生取决于牙齿暴露于裹有糖分奶嘴的时间长短。如果孩子能很快将奶喝完而不是长时间吸吮奶嘴则发生龋齿的危险性不大。相反,长时间吸吮奶瓶的孩子就很有可能发生奶瓶龋齿现象。为此,一些家长选择用水代替奶以减少牙齿被腐烂的机会和糖分对牙齿可能的侵蚀。不过最好的办法还是尽早停止奶瓶的使用。

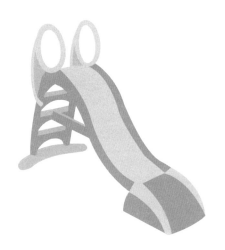

第7章

颈部和咽喉

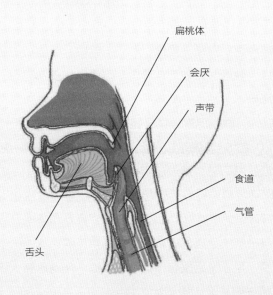

扁桃体

会厌

声带

食道

气管

舌头

　　在颈部，空气由气管进入肺脏，而食物则通过食管进入胃内。

喉咙痛

婴幼儿体内到底出了什么问题?

喉咙痛是一个比较常见的现象。有的孩子能准确地说出来,大多数孩子只会笼统地表述:"我的喉咙不舒服。"还有的孩子会表述嘴疼、脖子痒、有辣的味道,很多家长会为此担忧。有的孩子只有轻微的喉咙痛,不影响进食和饮水;有的则有剧烈疼痛,影响进食和饮水。

感染是引起孩子喉咙痛的最主要原因,病原是细菌或病毒。在细菌感染中,最常见的病原菌是**A族β溶血性链球菌**。它是链球菌属中的一种,在口腔和咽喉处也有其他的链球菌,但都不致病。

A族β溶血性链球菌所引起的咽喉部感染可有以下表现:喉咙痛、颈部淋巴结肿大、发热、腹痛、恶心、呕吐、头痛和皮疹。皮疹有特异性、色红、触摸时有砂纸样感觉。喉咙痛和皮疹同时出现时,我们称之为**猩红热**。

很多家长认为,喉咙痛就等同于链球菌感染,这是完全错误的。实际上,只有20%的喉咙痛是由A族β溶血性链球菌感染引起的,也就是说,5个孩子中只有1个需要应用抗生素治疗。

病毒感染比细菌感染更容易引起喉咙痛。由于季节变化引起的喉咙痛常伴随上呼吸道感染症状,比如流鼻涕、鼻塞和咳嗽,其中包括**柯萨奇病毒**,孩子感染后通常伴有发热。柯萨奇病毒其中一型可引起**手足口病**,在手、足、咽后壁有特征性的水疱,伴随疼痛。还有一型病毒可引起**疱疹性咽峡炎**,疱疹和溃疡出现在口腔的前部。EB病毒(引起单核细胞增多症)和**巨细胞病毒**也会引起喉咙痛,伴随颈部淋巴结肿大、乏力、头痛。**腺病毒**感染引起的喉咙痛,伴有眼睛充血和非脓性分泌物。

要想知道引起喉咙痛的病原是细菌还是病毒,通常很难。一般来讲,如果孩子伴随有声音嘶哑、腹泻、眼睛红、口腔前部有水泡,多是由病毒感染引起的。链球菌引起的喉咙痛很少出现其他症状。

除感染以外，其他原因也可以引起喉咙痛。边缘锐利的食物，比如玉米片，可划伤咽喉部并进入食道，疼痛会持续几天，直至划伤处愈合。异物，比如鱼刺，停留在咽后壁，直至异物被咽下或取出不适感才会消失。吞咽烫的食物也会损伤局部黏膜，黏膜愈合后疼痛感消失。

鼻后倒流也会引起喉咙痛。当分泌物倒流至咽喉处时，分泌物刺激产生咳嗽，咳嗽也会引起疼痛。

干燥也会引起喉咙痛。在气候干燥的季节，尤其是室内同时有加热系统，会经常感觉喉咙痛，饮水或使用加湿器后症状会缓解，并且随着时间的推移，症状逐渐改善。

♥ 父母应该做什么？

当孩子因为喉咙痛而拒绝进食或饮水时，就要想办法缓解疼痛。如果是由病毒或细菌感染引起，可以使用以下方法：

首先，鼓励进食流食。如果孩子一两天内不愿意进食固体食物，不用担心。但如果他不愿意饮水，那就有可能发生脱水。生病后孩子更喜欢凉的饮料，冰棒也是一个不错的选择。

有时候可以选用抗炎药，比如布洛芬来减轻炎症反应和疼痛，如果孩子有发热，布洛芬也同样有效。

对于严重的喉咙痛，"神奇的漱口水"会有效，它会覆盖黏膜的表面并减轻炎症反应。

如果是异物引起的喉咙痛，孩子可能是吞咽了小而硬的物品，尝试让他吃些面包，这样可把异物推进胃内，减轻喉中异物感。但如果孩子表述喉咙中有异物感，而你不能明确他吞咽的是什么，在与医生联系前最好什么都不要做。

如果是由于干燥引起的喉咙痛，建议使用加湿器或蒸汽器，这样可以湿化空气减轻疼痛感。

何时应向医生请教？

如果孩子出现严重的喉咙痛，随时与医生联系。如果他拒绝饮水或进食，也需要与医生联系。

如果喉咙痛持续几天没有缓解，或出现其他症状，比如呕吐、高热、颈部淋巴结肿大、皮疹，需要与医生联系。

应进行怎样的检查？其结果能说明什么问题？

如果考虑是链球菌感染，那就要进行相关的检查，使用无菌的咽拭子刮擦咽后壁扁桃体周围。**快速链球菌实验**，是将标本与其他化学物质混合，5分钟后就能有结果。如果是细菌培养，则需将咽拭子涂在凝胶板上，放入培养箱中24～48小时，凝胶板上有细菌生长就提示有链球菌感染。

快速链球菌实验简单易行，但并不是百分之百会出现阳性反应。实际上，它只有80%～85%的敏感性，也就是说，剩下的15%～20%的病例结果是阴性。

细菌培养的方法更敏感。如果48小时后仍为阴性，就证明孩子没有感染链球菌；反之，就证明感染存在。

多数儿科医生是为了证实有无A族β溶血性链球菌感染而进行培养，但有时也会有其他细菌生长。正常情况下，咽喉部有寄生菌，叫作口腔正常菌群。这些细菌通常数量不多，具有保证牙齿和口腔健康的重要作用。虽然培养结果为阳性，但也无须治疗。

有哪些治疗方法？

只有20%的喉咙痛是由链球菌感染引起的，绝大多数的病原是病毒，而病毒感染有自限性。你能做和应该做的只是帮助孩子减轻喉咙疼痛。如果证实感染是由链球菌引起的，那就需要使用抗生素。

要记住，除A族β溶血性链球菌以外，口腔内还有其他寄生菌。如果咽部培养结果是正常菌群，也并不意味着它们会致病，所以无须使用抗生素。

　　滥用抗生素是一个严重问题，发生皮疹、腹泻、过敏等副反应的比例是2%～5%。不恰当地使用抗生素，孩子会发生不必要的副反应，而且由于抗生素费用高会使医疗费用超出保险报销的范围。最重要的是，抗生素使用得越多，细菌越容易产生耐药性，会对公共健康问题产生影响。通过传递耐药的细菌菌珠，耐药性也会从一个孩子传递给另一个孩子。合理使用抗生素可以挽救生命、降低住院率、缩短疾病病程；但如果使用不合理，会对人类的健康产生威胁。

　　如果是咽后部或食管处的异物引起喉咙痛，那就需要取出异物。可先试着饮水或进食，如果仍不能将异物推进胃内，或异物太大、太尖锐，有可能划伤胃肠道的黏膜，就需要进行一个小的操作来取异物。由胃肠病医生来做这个操作，器械是细的内窥镜，其上有抓取异物的工具，多数幼儿需要进行麻醉。

可能发生的并发症有哪些？

　　链球菌感染后最严重的并发症是**风湿热**。风湿热是机体其他器官对链球菌抗原产生交叉免疫反应，最早累及的部位是大关节，比如膝盖、踝部、肩部和肘部，然后累及皮肤、心脏，甚至是神经系统。

　　当心脏受累后，风湿热会导致心脏瓣膜产生永久性的损伤，在极个别的病例有致死性。当链球菌感染引起喉咙痛，正确地使用抗菌素后可以避免风湿热的发生。在发明青霉素之前风湿热很常见，很多进行心脏瓣膜置换术的成人在幼年时都患过风湿热。现在，在美国很少见，但在医疗卫生条件差、抗生素紧缺、居住条件拥挤使链球菌传播迅速的地方，还有风湿热的发生。

　　另一个并发症是**肾小球肾炎**，是机体发生异常免疫反应后抗链球菌的抗体沉积于肾脏所致。抗体阻塞肾脏的微小滤过膜，为了保证继续排泄代谢废物至尿液中，肾脏的通透性增加，尿液中会有红细胞或其他细胞碎片。多数肾小球肾炎导致的病变持续时间很短，但有时也会引起肾脏损害，甚至是肾功能衰竭。

肾小球肾炎会伴随腹痛、关节肿胀、腿部和臀部出现点状皮疹，这些症候群又称作**过敏性紫癜性肾炎**。这个病很少见，发生的原因是身体发生异常免疫反应后抗体沉积在多个器官所致。

颈部淋巴结肿大

 婴幼儿体内到底出了什么问题？

淋巴结是位于颈部的腺体，是**淋巴系统**的一部分，是机体排泄代谢产物的过滤网。淋巴结是机体免疫系统的重要组成部分，可产生免疫细胞对抗感染，具有协助清除细菌和病毒的功能。

许许多多的淋巴结通过淋巴腺管的连接组成淋巴系统。最容易触及淋巴结的部位是颈部、腹股沟、腋窝和头后部。当孩子患病后，淋巴系统功能启动，相应部位的淋巴结就会肿大，肿大的淋巴结称作**淋巴结病**。

淋巴结肿大的原因有很多，炎症（如狼疮）和肿瘤（如淋巴瘤）也会引起淋巴结肿大。淋巴结是感染的过滤网，感染后称作**淋巴结炎**。到目前为止，感染是引起淋巴结肿大的最常见原因。

特殊的感染也可以引起颈部淋巴结肿大。链球菌感染的喉咙痛是最常见的原因，病原菌是A族β溶血性链球菌。孩子们经常在一起活动、集体用餐、交换被唾液弄湿的玩具等，所以本病很容易传播。细菌在扁桃体和其他腺体处生长和繁殖，导致腺体肿胀，颈部可以看见或触及肿大的淋巴结。典型的链球菌感染至少具有以下1种症状：喉咙痛、头痛、胃部不适、恶心、呕吐、发热、皮疹。

很多种病毒感染都可以引起颈部淋巴结肿大，包括引起**上呼吸道感染**，也就是普通感冒的季节性病毒。

还有一些少见的病毒也可以引起颈部淋巴结病，最熟悉的是由EB病毒感染引起的**单核细胞增多症**。95%的成人体内存在EB病毒的抗体，估计他们都感染过该病毒，但只有一小部分人患病。单核细胞增多症会引起喉咙痛和极度乏力，孩子患病后会感觉非常困倦，即便是在他最喜爱的活动中。还会伴随头痛、胃部不适、发热，甚至反复的咽部链球菌感染。

巨细胞病毒感染也会引起颈部淋巴结肿大。和EB病毒一样，多数成人都隐性感染过该病毒，体内有抗体存在，只有很少一部分人会患病。巨细胞病毒感染后的症状与EB病毒感染后的症状很相像，那是因为它们都属于**疱疹病毒**。

要知道在儿科病人中，淋巴结病是很常见的一个症状，要鉴别淋巴结肿大是良性还是恶性很难，下面几点可作参考：

良性淋巴结病：多与病毒感染有关，引起颈部淋巴结的对称性肿大。肿大的淋巴结不会像高尔夫球那么大，触诊皮温不高且无痛，通常会伴随上感的症状，比如咳嗽、鼻塞、流鼻涕、喉咙痛。

恶性淋巴结病：是癌症或其他严重疾病的先兆。表现为发热、盗汗、体重减轻、食欲下降、皮下瘀血和出血。感染之后，最常见的是良性淋巴结病而不是恶性淋巴结病。

除了颈部的淋巴结以外，耳后、头后部、腹股沟或腋下的淋巴结也会肿大。如果淋巴结是对称性肿大，触之无痛，就不用担心。肿大的颈部淋巴结可以很大，但身体其他部位的肿大淋巴结只会有豌豆或花生大小。

当淋巴结被感染后，我们称之为**淋巴结炎**。表现为淋巴结增大，触之皮温增高，从淋巴结至肢体处皮肤可见一条红线。淋巴结炎通常只会累计1个淋巴结，很少有多个淋巴结同时受累。

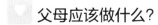
♥ 父母应该做什么？

父母什么也做不了，肿大的淋巴结会随着时间的推移慢慢消肿。如果孩子伴随其他症状，比如喉咙痛，可以给他用些治疗喉咙痛的药物。

有时抗炎药对肿大的淋巴结有效，比如布洛芬。咽喉炎症引起的淋巴结肿大或吞咽时咽喉剧痛时布洛芬更有效。

在患病期间孩子的食欲会减退，这很正常，为了防止脱水要让孩子多饮水。这时候孩子会喜欢喝凉水，而不是热水，喉咙痛时也可以吃些冰棒。

何时应向医生请教？

当淋巴结明显增大，或伴随其他症状，比如高热、吞咽时咽喉部疼痛或呕吐，需要与医生联系。

如果肿大的淋巴结不是对称的，比如颈部的一侧淋巴结肿大，或触之皮温增高和有疼痛感，需要带孩子就诊。如果淋巴结肿大持续很长时间，也需要与医生联系。

应进行怎样的检查？其结果能说明什么问题？

引起淋巴结病的最常见原因是病毒感染，所以不需要做什么检查。

如果不除外链球菌感染，就需要做相关的检查。操作很简单，用拭子刮擦咽喉部来寻找细菌感染的证据。快速检查只需5分钟，培养则需要48小时才能有结果，只有在没有条件做快速检查或结果是阴性时才需要做培养。

如果考虑淋巴结肿大是由传染性单核细胞增多症或巨细胞病毒感染引起的，应做相应的检查。包括全血细胞计数、EB病毒和巨细胞病毒感染的特殊检查和肝功能检测，后者很重要，因为EB病毒和巨细胞病毒感染都可以引起肝功能受损（肝炎）。

如果考虑淋巴结病是由于细菌感染、炎症反应性疾病或癌症等引起的，也应做相应的检查。

在极个别的情况下，需要进行淋巴结活检来明确诊断，操作由耳鼻喉科医生、普外科医生或病理科医生进行。

有哪些治疗方法？

多数淋巴结病是由病毒感染引起的，病毒感染有自限性通常无须用药，要保证休息和足够的液体入量。当患传染性单核细胞增多症时，通常伴随脾脏增大，要避免剧烈运动。特别是要限制孩子的活动，避免腹部外伤，不要与其他孩子摔跤、不要从高处往下跳，等等，直至脾脏完全回缩。

如果淋巴结肿大是由细菌感染引起的，根据感染的细菌类型来选择抗生素。

其他原因引起的淋巴结病往往需要特殊的治疗，这些疾病在美国很少见，对于治疗不作详细描述，可以参考文章后的资料。

可能发生的并发症有哪些？

淋巴结病很少出现并发症。肿大的淋巴结可能继发感染，这种现象很少见，我们称之为淋巴结炎。

我们要解决的是引起淋巴结肿大的原因。总的来说，孩子出现淋巴结肿大说明他的免疫反应很好，父母不用太担心。

喉炎和喘鸣

婴幼儿体内到底出了什么问题?

一旦你听过**喉炎**的咳嗽,就不会忘记它。喉炎的咳嗽很粗糙,没有痰,往往突然发生而有点儿戏剧性,通常被描述为犬吠样咳嗽。有的孩子会合并有鼻塞、流鼻涕、有痰,不管有没有分泌物,喉炎的根本特点是犬吠样咳嗽。

令人费解的是,喉炎经常发生在天黑之后,症状在夜间会加重,在第二天早上天亮之前又会减轻。疾病天数长短不一,短则1个晚上,长则5天,往往第二个晚上症状最重。有时咳嗽持续一整天,那就预示着夜间病情会加重。

喉炎的特征性咳嗽也使孩子很惊恐。实际上,犬吠样咳嗽声音很大,使咽喉部干燥进一步加重咳嗽。

大部分喉炎是由病毒感染引起的,抗菌素只对细菌有效,所以使用抗菌素也不会减轻症状。引起喉炎的病毒至少有5种或6种,因此喉炎不是病因学的诊断,它只是对疾病的描述,就像我们称天空为蓝色一样。

喘鸣是吸气时发出的一种低调的吱吱声,是由于声带周围的气道狭窄所致。感染、过敏、炎症反应、先天性疾病,甚至是异物(食物或小块儿玩具)都可以引起气道狭窄。和喉炎不一样的是,喉炎的特征性声音只在咳嗽时能听到,而喘鸣在每次呼吸时都可听到。

很难区分喘鸣是由病毒感染还是细菌感染引起的,最严重的引起喘鸣的疾病是**会厌炎**。会厌是位于舌根下的软骨,细菌感染后会厌部肿胀引起会厌炎。会厌炎会出现突然的呼吸窘迫,并且进展很快,是一个急症。这是因为会厌部肿胀后气体无法进出肺脏,引起气道完全梗阻。患会厌炎的孩子看起来非常虚弱,坐姿像三脚架,身体前倾靠近双手。B型嗜血流感杆菌是引起会厌炎的最常见细菌,现在有了针对B型嗜血流感杆菌的疫苗，现在会厌炎已很少见。

如果气道组织对过敏原产生过敏反应，也会发生喘鸣，伴随嘴唇和舌头肿胀，皮肤上出现风团，皮肤和嘴唇的肿胀意味着气道和肺脏同样也会肿胀。

父母应该做什么？

如果孩子呼吸畅通，在家中父母不需要做什么。

孩子处于竖立位可减少气道阻力，使呼吸更顺畅。

湿冷的空气可以减轻气道肿胀，使呼吸不费力。孩子患喉炎后让他接触冷空气或处于充满蒸汽的浴室内，交替进行，每次持续10分钟左右，可以有效缓解咽喉部疼痛并减轻气道肿胀。但要记住，当孩子从蒸汽房出来时，披一件衣服或毛毯以防受凉。

保持安静和避免哭闹很重要，这可以有效缓解喘鸣，看电视可以让孩子很快安静下来。

喉炎经常伴随发热，可以使用解热镇痛剂，比如对乙酰氨基酚或布洛芬。发热时呼吸代偿性增快以散热，用药之后呼吸会减慢，孩子会感觉比之前舒服。

何时应向医生请教？

如果孩子有呼吸困难，要拨打急救电话。

如果你认为孩子有呼吸窘迫或喘鸣，需要与医生联系。喉炎的咳嗽声音令人担忧，有时很难分辨是否有呼吸窘迫。如果孩子缺氧，他必然会采用其他方法努力使更多的氧气进入肺脏。如果出现以下体征的1项以上，或你有任何疑问，都需要与医生联系。

每次呼吸时都存在鼻翕。其目的是允许更多的气体进入呼吸道和肺部。

下颌和肩部之间颈部的纵向肌肉屈张明显。其目的是将肺尖尽可能上拉，以增加肺容积，增加进入肺内的气体量。这时还可见到锁骨间胸骨上的凹陷，也是由于每次用力呼吸牵拉所致。

肋骨间肌肉屈张明显。这可横向将肺向外拉，同样可以增加肺容积。为了看清这些肌肉的牵引效果，可从孩子的腋窝到髋部画一条假设的连线，通过此连线，观察肋骨随着每次呼吸的运动幅度。肋骨的运动如同一排水桶柄被上下牵拉。

每次呼吸时腹部会上下大幅度地运动。这会使横膈下移，使肺的深度增加、容积增大。

呼吸增快。通过增快的呼吸频率，使进入肺内的气流增多。孩子发热的时候会有呼吸频率增快，其目的是为了散热使体温下降，它不是呼吸困难的体征。体温正常的时候，正常的呼吸频率与年龄相关。婴儿为25～35次/分钟，大于2岁的儿童为20～30次/分钟，成人为12～14次/分钟。如果有体温增高，先给解热镇痛剂，等体温正常后再检查呼吸次数。

对安静的孩子来说，以上列出的所有体征都有助于判断是否存在呼吸困难。可是，对于哭闹的孩子，这些体征不能作为判断呼吸困难的准确指征。这是因为哭闹的孩子本身就可出现鼻翼、张口呼吸、肋间肌肉受到牵拉、呼吸增快等。

如果有任何疑问，立即联系医生或拨打120或999急救电话。当孩子有呼吸困难时，不要给他喂包括水在内的任何食物。

应进行怎样的检查？其结果能说明什么问题？

如果孩子有典型的喉炎症状，通常不需要做检查，重要的是使用药物使气道开放，呼吸畅通，在治疗章节会有详细描述。

如果孩子有喘鸣和呼吸困难，又不符合喉炎的诊断，需要进行颈部和胸部X线检查来确诊。通过这些检查，可以明确呼吸道结构有无异常、声带周围组织肿胀的严重程度、排除引起呼吸窘迫的其他原因，比如颈部其他部位有无肿胀、气道中有无异物等。

在进行X线检查的过程中会使用**钡剂**。检查前先让孩子喝下钡剂，可以很好地区分气道和食道。

对于持续喘鸣或严重喘鸣的病人，需要进行更详细的检查，比如CT扫描或核磁共振。有时会将一个细管子从口腔插入气道并照相，这个操作叫**内窥镜**。

有时需要进行血液检查。为了明确有无感染可进行全血细胞计数、红细胞沉降率、血培养等检查，为了明确有无缺氧可检查血氧分压。对于典型的喉炎，无须做任何检查。但对于明显的喘鸣，这些检查很重要。

有哪些治疗方法？

多数情况下，让孩子处于蒸汽房中，再接触冷空气都会有效。但如果孩子有呼吸困难，特别是当气道急性水肿时，需要立即就诊。

治疗严重的喉炎和喘鸣，最有效的药物是**激素**，它具有抗炎作用，能快速消除气道水肿。多数病人不喜欢使用激素，因为长期使用后会出现高血压、体重增加、皮肤色素沉着等副作用。实际上，使用激素短于2周并且使用小剂量很安全，几乎没有副作用。对于有呼吸窘迫或喘鸣的病人，通常使用激素1~3天，有时只用1次，可以采用静脉注射、口服或雾化吸入。

对于有呼吸窘迫的病人，可以选择肌肉松弛药——**沙丁胺醇**，它使控制气道和肺脏的肌肉放松，扩张支气管，所以又称作支气管扩张剂。只有当气道狭窄或痉挛时沙丁胺醇才有效，对于气道梗阻引起的喉炎或喘鸣沙丁胺醇无效。沙丁胺醇可以静脉使用，也可以雾化吸入。

如果喘鸣是由严重的过敏反应引起的，可以短期使用**肾上腺素**，或与激素联合使用。肾上腺素也可以雾化吸入，它的作用机理与激素不同。和沙丁胺醇一样，肾上腺素是一种肌肉松弛剂，可扩张气道，但作用比沙丁胺醇强。机体可以产生肾上腺素，也可以吸收人工合成剂型，只有出现呼吸窘迫和心跳骤停等生命危险时才需使用。

急症情况下使用肾上腺素后会很快改善孩子的呼吸，有效缓解喘鸣。但等药物代谢完之后，呼吸困难和喘鸣会重现。所以，使用肾上腺素后至少要观察3～4小时，孩子病情稳定后才可以离院。

细菌感染引起的喘鸣需要使用抗菌素。气道严重肿胀影响吞咽药物，需要静脉输注抗菌素，作用迅速而有效。

细菌感染引起的呼吸道炎症，比如会厌炎，是一个呼吸道急症，需要由有经验的呼吸科大夫在急诊室或手术室评估气道肿胀程度。

可能发生的并发症有哪些？

喉炎和喘鸣使空气无法进出肺脏，导致血氧分压下降，如果气道肿胀严重而完全堵塞，孩子会出现呼吸停止。

孩子出现呼吸困难后，短则几个小时，长则几天会有生命危险，因为呼吸能耗增大最终会出现呼吸肌麻痹。

另一个并发症是感染扩散，呼吸道病毒和细菌感染都有可能扩散至身体其他部位，引起肺炎、菌血症或病毒血症，最常见的部位是肺脏和血循环。

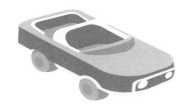

第8章

胸肺部

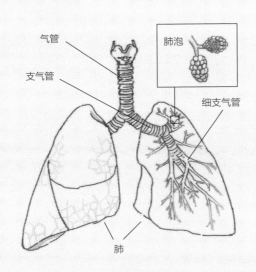

气管

支气管

肺泡

细支气管

肺

气管在肺脏中逐渐分支形成无数细小支气管，在每个小气道的终末端又有一簇肺泡细胞，它们负责氧气与血流的交换。

呼吸困难、喘息与哮喘

婴幼儿体内到底出了什么问题？

所谓正常的呼吸对于不同的孩子在不同的情况下表现有所不同。有的可以是很顺畅平稳地呼吸，而有的则表现为粗糙地有噪音似地呼吸。孩子在安静时呼吸比较深而且缓慢，运动时则会呼吸急促。由于正常的呼吸范围较广，因此很难判断什么时候才是异常的呼吸。

你可能听说过几个用来描述异常呼吸的术语。**用力呼吸**指的是快速而浅表的呼吸，是各种原因所导致的呼吸费力。**呼吸窘迫**是用力呼吸的一种极端的表现形式，是机体乏氧的表现。

喘鸣音是呼气时发出的一种高调的哨音。可以在用力呼吸或呼吸窘迫时出现，也可以单独出现，具体的内容会在后面的段落中介绍。

为了更好地了解呼吸困难的发病机理，最好先来熟悉一下气体从口鼻进入肺内的全过程。气体从口鼻向下经声带进入气管中，后经气管主干进入左右主支气管，再通过分支的细支气管，最后进入终末端呈葡萄串珠似的肺泡中。

先来介绍一下有关气流及其流通规律的常识。首先，气流会优先通过阻力低的气道，因此，如果有某一气流通路受阻，气流便会转向其他通路。其次，空气中只含有21%的氧气。医生常提到的"气体交换"或"通气"的重要性，通常指的是氧气。这也正是医生会给呼吸困难的孩子补充额外的氧气以提高吸入气体氧浓度的原因。呼吸的最终目的是把氧气吸入体内。因此，如果这个任务越难完成，机体也就会越加费力地去实现它。

最常见的引起呼吸困难的原因是气道梗阻。什么会堵塞气道呢？较小的物件，比如不慎吸入的小玩具。另外，气道中的黏液也可以堵塞气道。这种黏液的形成通常为感染所致。感染还可通过引起气道内壁肿胀，缩小气道内径而堵塞气道。任何引起气道炎症性的疾病，比如过敏或哮喘都可以通过上述这种途径导致气道堵塞和呼吸困难。

哮喘在美国是引起儿童呼吸困难最常见的原因。据估计，共有将近900万的儿童患有哮喘。这个数目占全国儿童总数的12%，而在1995年仅为8%。每年有460万的哮喘患儿需要看门诊，有超过70万患儿需要看急诊，另有超过20万患儿需要住院治疗。

尽管典型的哮喘与"喘息"表现一致，但不能把二者完全等同看待。哮喘主要有3个组成要素：气道平滑肌的高反应性、气道黏液的分泌及炎症反应。所有哮喘的孩子都会有上述反应。但正如我们所说，有喘息表现的未必就是哮喘。

哮喘的发病过程主要有以下几方面：首先，环境因素的诱发，比如吸烟、接触花粉、猫狗的毛屑等，甚至病毒的感染都可引发孩子哮喘。其次，这些刺激物会导致气道平滑肌发生痉挛，继而气道内径缩窄。正常的气道通路变小、气流阻力增加，这时孩子会出现呼吸困难，特别是呼气的时候更为明显。这种现象是典型的呼气相喘息。

与此同时，刺激物还会引发气道内壁细胞分泌黏液。尽管这是机体正常的免疫反应，但如果黏液分泌过多、黏液过厚便会加重气道堵塞、缩窄气道，从而引发危害。

炎症反应发生在肺脏最远端、最小的肺泡细胞中。肺泡是进行气体交换的场所。因此，一旦肺泡囊出现炎症反应会导致氧气与肺泡血流交换障碍，最终会造成氧气摄入的减少和有效呼吸的降低。

由于上述3种因素均参与了哮喘的发作并导致呼吸困难，因此，治疗也要针对这3方面才能解决根本问题。另外值得注意的是，有喘息表现的不等于就是哮喘。反之也一样，并不是所有的哮喘都会有喘息的表现。有一种人们熟悉的哮喘变异型称为**咳嗽变异型哮喘**，就是以咳嗽而不是喘息为主要表现的哮喘。

孩子第一次喘息发作不应称为哮喘，除非这次喘息发作非常严重需要住院治疗。通常第一次喘息发作应诊为**反应性气道病**，而在反应性气道病发作3次后才考虑诊断为哮喘。

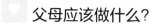

♥ 父母应该做什么？

一旦孩子出现呼吸窘迫、呼吸停止或呼吸困难，请立即拨打120或999并开始进行心肺复苏。

有时湿化的空气可以使呼吸更为顺畅舒服。你可以让孩子吸些水蒸汽，比如浴室中的热蒸汽或加湿器形成的雾气等。但这种做法只适用于病情较轻的病人，而且需要在医生的指导下配合其他治疗方法使用。

对于一些由诱发因素引起的呼吸困难：比如吸烟者通过烟雾的飘散对衣物的渗透即可引发身旁的人哮喘发作；猫狗等宠物毛屑脱落后散落在地毯上，即便它们离开了房间也会引发哮喘持续等。这时应设法去除或避免这些诱因，比如可以从室内走出到室外呼吸新鲜的空气等。

如果孩子已诊断为反应性气道病或哮喘，医生应该会为你提供一系列包括药物在内的治疗建议。

何时应向医生请教？

孩子一旦出现呼吸困难或呼吸骤停，请立即拨打120或999求助，同时进行心肺复苏。

无论什么时候，只要发现孩子有可疑的呼吸困难，都应及时与医生联系。尽管孩子在缺氧、呼吸困难时可以通过自身的代偿调节来满足机体对氧的需求，父母还是很难判断孩子的情况是否危重。如果孩子伴有下述1项以上表现或你有疑问时，请及时向医生求助。

伴随每次呼吸的鼻翼翕动。这是机体的一种代偿表现，用来吸入更多的空气到气道和肺中。

下颌与肩部之间颈部肌肉的屈曲或收缩。这种肌肉的收缩运动可以增加肺脏和可吸入气体的容积。此外，位于两锁骨之间的胸骨上切迹也可出现伴随每次呼吸的凹陷运动。

可见的肋间肌肉的屈曲或收缩。肋间肌肉的收缩可以横向地扩展肺脏，增加肺脏和可吸入气体的容积。你可以假想一条从腋窝至髋关节的连线用来更好地了解肋间肌肉的收缩情况。在这条连线的中点处观察每次呼吸时肋骨的运动情况，你会发现它们就像一排水桶的把手随呼吸上下浮动。

腹部随呼吸的上下运动。这种运动可以向下牵拉膈肌，增加肺脏和可吸入气体的容积。

呼吸急促。通过加快呼吸频率以增加可吸入气体容量。发热时孩子呼吸会加快，但这是孩子自身的一种退热方式，并不代表孩子有呼吸困难。孩子在没有发热、正常的情况下，呼吸频率会随年龄的不同而有所差别：婴儿为25～35次/分钟，大于2岁的儿童为20～30次/分钟，成人为12～14次/分钟。如果孩子有发热，应在体温恢复正常后再行检查。

上述这些症状适于评估相对安静的孩子。对于哭闹的孩子，由于他在哭闹时会有鼻翼翕动、张嘴哭泣，甚至呼吸急促等，因此，不能据此判断孩子是否存在呼吸困难。

孩子出现呼吸困难应首先求助医生或拨打120或999急救电话。记住，这个时候不能给孩子吃任何东西或让他饮水。

 ## 应进行怎样的检查？其结果能说明什么问题？

呼吸窘迫是各种原因导致的肺脏不能有效工作、机体乏氧的一种临床表现。如果孩子呼吸非常困难而无法满足机体对氧的需求时就会出现低氧血症。血氧水平越低，机体就会越费力地吸入更多的氧气，从而造成恶性循环。所以，医护人员会为有呼吸困难的孩子测量血氧水平（氧饱和度）。具体的检测方法有两种：一种是测量脉搏氧饱和度，通过把**脉搏血氧计**连接到手指或脚趾上以一种非创伤性的方法来测定血氧水平；另一种是通过抽血化验的方式来评价**血氧水平**，其结果更为准确。

另外，胸部X线检查可以让医生更好地了解孩子肺部的病变。如感染与创伤后的肺部积液、呼吸道异物、肺脏的萎陷以及炎症等。特别对于第一次喘息发作又没有伴有感冒症状的孩子来说，X线检查可以帮助排除非反应性气道病所导致的喘息发作。

有时还要做些血液的化验以明确是否有感染的因素导致呼吸困难，包括全血细胞计数及血培养的检查。如果血培养结果呈阳性，证明有细菌感染存在，同时也可以帮助医生选择适宜的抗生素进行治疗。

有哪些治疗方法？

针对孩子呼吸困难的治疗方法取决于具体的致病因素。比如哮喘，针对导致喘息发作的3方面原因都应给予相应的治疗和处理。

比如治疗呼吸道平滑肌痉挛，可以使用吸入的肌肉松弛剂。最常使用的是沙丁胺醇。该药可以松弛气道和肺内的平滑肌，使气道扩张。由于沙丁胺醇主要作用于支气管，因而又称为**支气管扩张剂**。常用的沙丁胺醇有两种剂型，一种是口服的液体，另一种是用来雾化吸入用的。

此外，还有辅助化解黏液的药物，用于吸入的黏液溶解药，可以与沙丁胺醇一同吸入使用。最常用的是**异丙托溴铵**。

类固醇激素是一种有效的抗炎药物，可用于缓解肺泡内的炎症反应。对症状轻微或不太严重的喘息可以使用吸入的类固醇，并且可以与其他药物一同使用。而对喘息较重的病例，则需要通过口服或注射给予治疗。类固醇可以迅速地缓解气道内的肿胀。

由于长期使用激素会导致高血压、肥胖以及皮肤的改变等，因此人们听到激素这个名字往往会心存顾虑。其实短期（少于2周）、小剂量的使用还是相对安全的，不会产生显著的副作用。

如果呼吸困难是由气道异物所致，那么最重要的是先设法解除梗阻。吸入气道中的异物需要人为地取出来，具体的方法会在后文中介绍。有时黏液分泌物的堆积也会造成气道梗阻，类似气道异物，但这种堵塞通常可自行缓解。病情严重的，有时还会使用介入的方法，比如深部气道吸引将黏痰吸出或使用药物等。

如果呼吸窘迫是细菌感染所致，医生会建议使用抗生素。但如果是病毒感染则不需要，因为抗生素对病毒无效，因此只能等待疾病的自然好转。利用前面提到的支持疗法，再加上机体自身免疫系统的对抗作用，可以将症状减轻到最小。

无论上述哪种情况，必要时都可能会使用氧气。吸氧可以提高血液中氧气的浓度并减少呼吸功即肺脏的用力呼吸，适当提高血氧浓度即可有效地减轻机体的不适。氧气可以与其他吸入的药物通过雾化的方式给予，也可以通过氧气面罩或鼻导管直接吸入。

可能发生的并发症有哪些？

呼吸窘迫最严重的并发症就是**呼吸骤停**，即停止呼吸。这种情况通常发生在严重的肺部感染或炎症、呼吸道完全堵塞，或是由于呼吸困难造成呼吸肌长时间工作导致呼吸肌最终疲劳，从而无法继续呼吸。

此外，肺部的感染还可造成全身的扩散，甚至是血液的感染（**菌血症**或**病毒血症**）或骨髓炎、脑膜炎、脑炎等，尽管这些部位的感染不常发生，但都是潜在的可能会被波及的部位。

肺部的感染还会造成肺部脓肿形成，即感染形成的积液聚积在一起；还有可能形成脓胸，即脓液积聚在靠近肺的胸膜腔中。这些积液或积脓是细菌聚积的场所，它们的形成会进一步加重呼吸困难。

判断一个人是否患有哮喘比预想得要复杂。一般来讲，仅伴有1次喘息发作的反应性气道病不能称为哮喘，除非病情严重到需要住院治疗。倘若反应性气道病反复发作3～4次，则应考虑哮喘。基本上，反应性气道病所引发的喘息越频繁，孩子就越容易再次发生喘息。很多情况下，孩子在小时候发作会十分频繁，直到青春期后甚至到成人才有所缓解。但到了"蜜月"期要注意有假象发生，因为这时即使没有听到喘息的声音，还是会存在慢性肺部损伤。因此，经历多次喘息发作的孩子治疗上应相对积极。应给予每天规律的抗炎药物治疗。这些抗炎药物包括类固醇激素以及较新的非激素类药物**白三烯受体拮抗**

剂。每天用药可以减少孩子喘息的反复发作，更重要的是预防可导致成人哮喘的慢性肺损伤。

支气管炎

 婴幼儿体内到底出了什么问题？

支气管炎是指**支气管**的炎症。支气管是位于肺部上方的较大的气道。空气先从口或鼻腔进入，然后下行进入气管，再进入支气管，随后再进入更小的气道分支（称为**细支气管**），直至肺脏，进行氧气和二氧化碳的交换。

在医学中，"–炎"是指急性炎症。所以，支气管炎指的是支气管的炎症，就像阑尾炎指的是阑尾的炎症一样。支气管炎通常不用于诊断年龄较小的婴幼儿，而更为常用于年龄较大的孩子。对于年龄较小的婴幼儿，我们通常使用**毛细支气管炎**作为诊断。而这两者的不同在于它们在肺内的受累部位不同。细支气管是支气管向下在肺内更为细小的气道分支。医生通过对患儿肺部的听诊来判断孩子是患有支气管炎还是毛细支气管炎。

引起支气管炎最为常见的原因是病毒或细菌感染，然而，其他可以引起气道水肿和炎症的原因也都可以导致支气管发炎，比如过敏和强烈的吸入性刺激物。

临床中经常见到这样的情况：孩子患了上呼吸道感染。在这个病程中，病毒会感染包括鼻子、鼻窦和喉咙在内的上呼吸道。病毒还可下行侵犯肺部，从而会导致支气管发炎。如果病毒直接侵入肺部，将会导致肺炎的发生。

有时支气管炎并非由感染因素所导致。位于上呼吸道的病毒可以引起后鼻滴注和咳嗽，大的气道可能会因此受累发炎和变肿。因此，最终出现的支气管炎的症状，并不是因为支气管中有病毒存在。

此外，细菌也会导致支气管炎。一般，细菌性支气管炎患儿的症状较病毒性支气管炎的患儿更为严重，比如体温更高些、症状出现速度更快些。除此之外，病毒感染和细菌感染无明显差别。

支气管炎的特点是咳嗽有痰且痰液黏稠并伴有如下症状：发热、精神差、鼻黏膜充血阻塞、咽喉痛、气短、喘息或胸痛等。这些症状很多都是非特异性的。因此，如果孩子只是患有咽喉痛、咳嗽、咳黏痰等症状，并不意味着他患了支气管炎。诊断支气管炎最准确的方法就是请医生对孩子进行检查和听诊。

♥ 父母可以做什么？

让孩子保持舒适。如果孩子有发热症状，可以使用解热镇痛剂，比如对乙酰氨基酚或布洛芬。

许多人认为牛奶、奶酪、酸奶或其他奶制品会加重充血症状，会使咳嗽痰液黏稠。因此，多数家长会选择让孩子尽可能少摄入奶制品，而鼓励孩子多喝水或多吃清淡的流质食物。如果孩子仍坚持喝牛奶，可用豆奶或米糊代替，或将牛奶用水稀释后再给孩子喝。

鼓励孩子尽量多用鼻子呼吸，这样可以降低继发鼻窦或耳朵感染的风险。

使用非处方类的止咳药物更多的只是改善症状。它可以减少孩子夜间咳嗽，从而改善孩子的睡眠质量。而在白天，让孩子咳出来而不使用止咳药物去抑制它也许会更好。咳嗽可以抑制分泌物和黏液在胸腔下部的沉积，从而减少肺炎的发生。当然，如果咳嗽严重影响到孩子的日常生活，或引发孩子呕吐时，也可以使用止咳药物。

何时应向医生请教？

如果孩子咳嗽日渐加重，或出现呼吸困难时，应及时带他去看医生。如果孩子咳嗽严重引起呕吐时，也应及时带他就诊。此外，如果孩子咳嗽的同时伴有高热症状，或孩子精神较平时明显不好时，也应与医生取得联系。

应进行怎样的检查？其结果能说明什么问题？

诊断支气管炎，通常不需要做什么特殊的检查，医生通过问诊了解相关的病史以及对孩子进行体格检查，就可以进行诊断了。

但进一步明确病因可能会比较难，适用于成人的实验方法，例如刺激产生较深的咳嗽并收集痰液进行检查，通常不适用于婴幼儿。

如果医生担心孩子同时并发肺炎，可以给孩子拍胸部X光片进行确认。患有支气管炎时，患儿肺部通常是正常的；而患有肺炎时，可以看到患儿肺部有炎症的浸润。

如果孩子呼吸困难，医生则需要检查孩子的血氧水平。医生通常使用脉搏氧饱和度检测仪并将它连接到孩子的手指或脚趾上就可以进行检查了。

有哪些治疗方法？

如果支气管炎是由细菌感染所导致的，医生会选择使用抗生素来进行治疗。但实际上，大部分支气管炎都是由病毒感染引起的，并没有特效的抗病毒药物来对抗病毒。有时，医生会建议使用抗生素来预防继发的细菌感染，但这种做法并不统一。

病毒感染不需要特殊药物治疗，但也有特例，比如**流行性感冒**。流行性感冒，真正的"流感"，可突发起病并且很严重，它可以导致支气管炎的发生。有许多种对抗流感病毒的药物可以治疗流感。这类药物往往价格昂贵，许多还未获准用于幼儿。但如果孩子被诊断为流感，医生可能会给孩子使用一种抗病毒药物，比如达菲，来缩短病程并减轻患儿的病重程度。

　　孩子患支气管炎期间，医生常会给其使用解热镇痛剂，比如对乙酰氨基酚和布洛芬。布洛芬同时作为一种抗炎药物，可以帮助减轻大呼吸道的水肿程度。

　　止咳药物在治疗支气管炎的过程中或许能起到些许作用。最有效的止咳药物就是可待因。它通过抑制咽后部的呕吐反射来抑制咳嗽。这种反射在上呼吸道感染和支气管炎中会导致咳嗽的发生。同时，可待因还有促进睡眠的作用。如果孩子在患病期间能够得到更多的休息，就可以减少活动时引发的咳嗽，也就可以促进病情更快地恢复。

　　但是，可待因并不总能促进睡眠。在有些孩子使用时，它也有可能出现相反的效果——反常反应。由于可待因效果比较强，因此它属于处方类药物。家长在给孩子使用时会被告知要谨慎使用，如果频繁使用可能会导致孩子便秘，而且不建议给2岁以下的婴幼儿使用该类药物。另外，家长要注意按医嘱给孩子服药，因为如果可待因用药过量会抑制呼吸，过度使用还可导致成瘾。

　　另一种常用的止咳药物是右美沙芬。许多非处方类止咳复方药物中都含有右美沙芬和愈创甘油醚，后者是一种可以帮助气道稀释黏液的祛痰剂。

　　如果孩子还同时伴有喘息，应设法打开小呼吸道以改善症状。使用扩张支气管剂，如沙丁胺醇，就可以解决这一问题。有关沙丁胺醇在前面哮喘的章节中已有详细介绍。

▦ 可能发生的并发症有哪些？

　　支气管炎最严重的并发症是**呼吸窘迫**。但由于大气道的气道空间较大，通常可以耐受一定程度的水肿和炎症，因此这种并发症并不常见。但对于年龄较小的孩子，由于其呼吸道也相对较小容易发生阻塞，因此可能会出现较为严重的呼吸困难。

支气管炎的另一个并发症是肺炎。当炎症浸润使得黏液增加、炎性渗液产生增加时，液体就会浸润深部肺组织。年龄较小的孩子由于不会或不知道如何用力咳出黏液，所以更容易出现这种情况。另外，使用太多的止咳药物也可能会导致肺炎。

肺内异物

婴幼儿体内到底出了什么问题？

异物指的是任何体外的东西。它可以是1小块儿食物、1个小玩具、1块硬币或1个药盒的小盖等。异物吸入后有可能会堵塞在气道或肺中。尽管异物吸入的发生率并不高，但有时病情很严重甚至可以致命。

整个的发病过程我们称为**异物吸入**。孩子发生误吸时，会随着深吸一口气而将嘴里的东西直接吸到气管或肺里。误吸通常会伴有呛咳或干呕表现，但也不总是这样。小的东西，比如纽扣或玉米粒儿，会被吸入肺里较深的部位；而较大的东西，比如玩具车上的小轮子或是1小片热狗等，常常会堵在偏上方的气道中。由于在解剖上右支气管较左侧更为平直，因此异物更容易进入右侧气道和肺中。

病情的严重程度取决于气道被阻塞的程度。大的异物，比如1粒葡萄堵在气管或主支气管中，会直接影响到气体的进出，导致气短甚至呼吸窘迫。较大的块状物堵塞到上气道也会造成局部的刺激，导致频繁的咳嗽、干呕或哽噎。

体积小的异物，比如1颗珠子，常常会吸入肺部较深的部位。由于肺脏只堵塞了一小部分，因此这种情况孩子通常不会表现明显的呼吸困难，特别是刚吸入后不久。但最终异物堵塞的地方会发生炎症反应并继发感染。

♥ 父母应该做什么?

如果孩子出现呼吸停止，请立即进行心肺复苏并由其他人拨打120或999急救电话。

如果孩子发生哽噎，请立即拍打孩子的背部或实施海姆利克操作。这种操作会教你如何用手指帮助孩子清除嘴里的异物。关于如何处理孩子发生哽噎的细节通常会在基础急救的课程或书籍中介绍。但如果孩子发生哽噎时依然能够讲话，我们并不推荐积极地去做这种拍背的动作或海姆利克操作。同样，如果孩子是清醒的，也没有必要用手指去检查孩子的口腔。

如果孩子此时呼吸平稳，但你又不能肯定孩子是否发生了误吸，请及时带孩子去看医生，而不要在家中自行处理。

要避免误吸，首先要确保孩子远离这些小玩具，特别是对于婴幼儿，因为他们常常会把小东西放入嘴里。这时，需要把家里面大孩子的玩具都归类整理，并把可能会引起孩子哽噎的东西都拿开，类似葡萄大小或形状的物体都有可能对孩子造成危险。同时，还需要提醒家中的大孩子不要给小弟弟、小妹妹喂食物，家里最好也不要存放各种小食物，以免发生危险。

何时应向医生请教?

任何时候如果怀疑孩子有误吸的可能，都应及时带他去看医生。

应进行怎样的检查? 其结果能说明什么问题?

首先也是最重要的一步：先由医生仔细检查孩子呼吸和肺部的情况，因为有时医生通过肺部呼吸音的不对称即可判断出孩子可能存在误吸。

通常在怀疑有误吸时要进行胸部X线的检查，除非吸入物是金属或无法在X线片子上显影的物质。但如果是肺部发生了萎陷或病灶周围有积液等，只能由专业的医生才能识别。X线不能确诊的病例可能还要做其他的检查，比如胸部CT扫描等，来进一步明确。

有哪些治疗方法？

异物的取出方法取决于异物在气道中的位置。堵塞于上气道的异物可以通过使用支气管镜来取出。**支气管镜**是一种特殊的管道，其上附有摄像机和专用工具，可以插入气道并将异物取出。具有专业资质的耳鼻喉科医生、普外科医生以及呼吸科专家可以进行这项操作。

位置较深的异物，则可能需要外科手术才能取出。有时太深的异物只能通过切开肺组织才能将其取出。即便有的异物位置不深，但由于用支气管镜取出困难也可能需要进行手术治疗。

支气管镜检查或手术治疗都需要进行麻醉。尽管部分成人能够很好地配合医生进行支气管镜的检查，但对于多数孩子来说很难配合。麻醉的程度可能是全麻也可能是局部麻醉加上肌松剂，具体应根据实际需要而定。

可能发生的并发症有哪些？

异物吸入最严重的并发症是气道梗阻及不能呼吸。情况严重的还可导致呼吸困难、缺氧，甚至死亡。

异物一旦进入肺里，主要的并发症就是感染，比如肺组织的感染，即肺炎。另外，还有类似肺炎的**肺脓肿**，是一种四周为荚膜组织密封形成的局限性的感染。实际上，肺脓肿较肺炎更难控制，因为其外面的这层荚膜会阻止抗生素的渗透。因此，肺脓肿常常需要行引流处理。

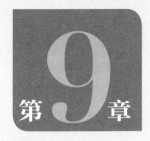

第9章

臂和手

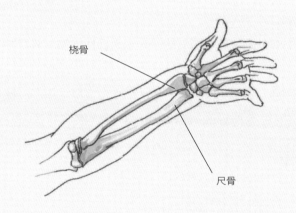

桡骨

尺骨

前臂是由两根长骨组成的，而手腕和手则是由许多小的骨头组成，它们巧妙地组合在一起发挥正常的功能。

护士肘（桡骨小头半脱位）

婴幼儿体内到底出了什么问题？

护士肘是指位于前臂的桡骨偏离了它的正常位置。桡骨小头是由**环状韧带**控制的，当牵拉幼儿的手腕或手时，用力的方向会使桡骨小头脱离环状韧带的控制而进入关节腔中，导致护士肘的发生。扶孩子站立，领他过马路，为防止跌倒而拽他，和他玩上举和摇摆的游戏等，这些情形都可能会发生护士肘。

当孩子出现护士肘后，胳臂会有一个特殊的姿势——胳臂悬吊在一侧、肘部轻度弯曲、手掌朝向腹部。即便是他最喜爱的食物或玩具，他也拒绝活动患侧胳臂。如果尝试活动这个胳臂，孩子会大哭或因为疼痛而停止活动。

与骨折或扭伤不同，出现护士肘后胳臂外观无任何异常，无红肿和青紫。

孩子出现护士肘后，有可能复发。4岁以后，无论孩子有无阳性病史，很少发生桡骨小头半脱位。

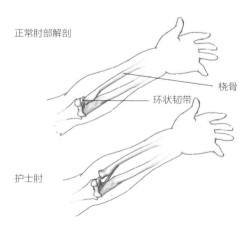

正常肘部解剖

桡骨

环状韧带

护士肘

"护士肘"是桡骨小头从原位点向远端滑脱造成的。通常桡骨小头由环状韧带包绕并固定。

♥ 父母应该做什么？

发生护士肘后，如果你知道如何复位，可以自行操作（具体步骤见第137～138页）。如果你不清楚复位步骤或复位困难，就不要做。如果你不能明确是否是护士肘，在确诊之前最好什么都不要做。

如果没有看见损伤发生的过程，或没有手腕或胳臂被提拉的受伤史，应排除其他损伤的可能，比如锁骨或胳臂的骨折。骨折常伴随剧烈的疼痛感，这点与护士肘不符。再次强调，如果不能明确诊断，在就诊前什么都不要做。

何时应向医生请教？

有时很难区分到底是骨折还是护士肘，特别是当你第一次遇到这种情况时。不能明确诊断时，与医生联系。当孩子有明显的疼痛感或拒绝活动胳臂时，也一定要与医生联系。

应进行怎样的检查？ 其结果能说明什么问题？

不需要进行任何检查。医生询问病史，检查孩子的胳臂后就可以明确诊断。如果有任何疑问，可以进行X线检查来明确有无骨折。

有哪些治疗方法？

治疗护士肘的方法是使脱位的桡骨小头恢复到正常的位置，这个方法也称作**复位**。如果复位成功，在5分钟之内孩子就可以自由活动他的胳臂。

如何复位护士肘

1. 面向孩子，用一只手握住患侧肘部。
2. 用另一只手握住患侧的手部和腕部。
3. 小心而迅速地使前臂旋后，使手掌朝向天花板。肘部充分弯曲后上举手至肩部，在手回落的过程中伸直肘部。

　　4.当你弯曲或伸直胳臂的时候，可能会听到弹响声，或什么也感觉不到。

　　5.之后几分钟使胳臂或手保持不动。在复位的过程中孩子会哭闹，复位成功后，他会立刻安静，5分钟之内胳臂就可活动自如。

可能发生的并发症有哪些？

　　没有长期的并发症。复位成功后疼痛感消失，胳臂就可以恢复正常活动。但孩子发生过1次护士肘，复发的概率非常高。

第**10**章

胃和肠道

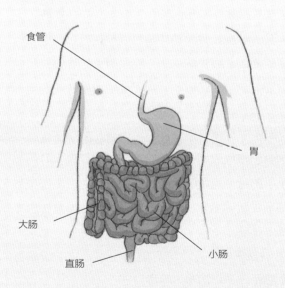

食管

胃

大肠

小肠

直肠

　　整个胃肠道就像根长长的卷曲的水管。吃进的食物通过食道进入胃中，排泄物最终经肛门排出体外。

便秘

婴幼儿体内到底出了什么问题？

每个孩子排便的习惯都不尽相同。有些孩子每天排便3次，而有些则每3天才排便1次，但这些表现都属于正常的。仅仅是排便的次数少于其他孩子还不能称为便秘。

便秘的定义包含两方面内容。第一，孩子排便的次数较他平日减少。第二，大便很硬、排便很费力。如果排出的大便是软的，那么无论这次排便距上次时间有多久，都不能视为便秘。

为什么许多父母一看到孩子排便次数减少就自然地认为孩子发生便秘了呢？那是因为大便在肠道中存留时间越长就会越干。结肠（大肠）会吸收大便中的水分，这也正是大便存留时间过长后水分更多地被吸收而导致大便干硬的原因。同样的道理，腹泻时大便会很快经过肠道，而大便中的水分还尚未被结肠吸收，因而会形成糊状或变得稀溏。

孩子患有便秘，时间长了会觉得很不舒服。大点儿的孩子会有下腹痛，而较小的孩子则会出现烦躁或在蹲便时哭闹。疼痛是由肛门周围肌肉（即**肛门括约肌**）的痉挛导致的。这种痉挛可以进一步延缓大便的排出，加重便秘并形成恶性循环，即疼痛越严重大便越难排出，大便越难排出就越会诱发疼痛。

此外，便秘还会影响孩子的食欲。这可能与便秘导致的腹痛有关，也可能是存留的大便使孩子有饱胀感而导致的。

当干结的大便排出时，由于大便十分干硬，因而会撕裂肛门周围皮肤，从而造成局部损伤及出血，这种撕裂叫作**肛裂**。撕裂的皮肤被尿、便浸渍后会出现刺痛。如果仔细观察孩子的小屁股，通常会发现位于肛周的肛裂。便秘和肛裂之间也形成一种恶性循环，这是因为要想使破裂的皮肤愈合，首先要求大便要松软，而要使大便松软，需要让孩子愿意勤排便才行，这对于局部皮肤有撕裂的孩子来说很难做到。

引起便秘的原因有很多，主要的原因是饮食。有些食物可以使大便秘结，而有些则可以软化大便，如果摄入缺乏则会导致大便变硬。此外，液体的摄入也很重要。要想保持大便松软，需保证孩子摄入足够的水分。如果水分摄入不足且饮食搭配不当，就很容易造成便秘。

另一个导致便秘的原因就是便秘本身。如果孩子曾经出现过排便困难，他一定不想经历第二次。便秘本身就会引发便秘，因为孩子为了避免排便困难所带来的不适及疼痛，而不愿再去排便。这种反应是可以理解的。尤其对于小孩子，很难进行劝服和抑制他的这种行为，而他自身对疼痛的记忆又很难轻易抹去。但只要孩子开始正常的排便后，他会重新恢复原来的排便规律。

父母应该做什么？

对于便秘的孩子，家长需要注意以下两方面：第一，解决当前的便秘问题；第二，预防便秘的再次发生。

紧急情况下，你可以给孩子喝梅汁或梨汁。这类果汁有时会很快发挥作用，但多数情况下仍需要几天的时间才能见效。

你还可以在孩子肛门周围涂抹凡士林软膏或其他润滑剂帮助他排解大便。涂润滑剂可以减少大便排出时可能造成的皮肤撕裂，同时还通过刺激肛门收缩促进肠蠕动，从而使大便更容易被排解出来。

如果便秘使孩子极为不适，还可以借助一些更积极有效的措施，比如使用测量肛温的体温计，将体温计裹上凡士林后将其缓慢地插入肛门中刺激肛门括约肌收缩，这种方式通常会很快起效。此外，还可以使用栓剂，具体的用法会在后面的治疗中介绍。如果你在没有医生的指导下自行使用上述方法，请最多不要超过2次。否则，孩子会对此产生依赖，以致无法自行排便。

为预防孩子长期便秘的问题，要减少一些容易引起便秘的食物的摄入，比如大米、淀粉和香蕉等；同时，多吃一些甜的水果帮助软化大便促进排便，比如杏、李子、桃、梨、梅子等；富含纤维的蔬菜，比如豆子、菠菜等，这种饮食的调整至少要坚持到孩子大便持续变软，然后才逐渐恢复正常饮食，同时，观察孩子在摄入可能引起便秘的食物后有无反应。

何时应向医生请教？

如果孩子在便秘后出现腹痛，或长期便秘不能缓解，或情况突然加重等，都需要及时请教医生。如果孩子还同时伴有呕吐或发热的症状，应立即与医生联系。

第一次发现大便带血，很难说出血是由肛裂所致还是有肠道内出血的情况。但不论是哪种情况，都应告诉医生。"大便带血"的具体内容会在后面的章节中介绍。

应进行怎样的检查？其结果能说明什么问题？

症状较轻的便秘通过饮食的调整、喝梅汁、使用肛门测温计进行刺激或用药等可以很容易得到解决，而不需要做特殊的检查。

但如果症状很难得到控制，甚至在治疗后反而加重，就需要做相应的检查了。X线检查可以发现残存于肠道中的大便，同时还能够检查肠道的结构是否有异常。

一些侵入性的检查，比如结肠镜或直肠活检等，有时也会用到。尽管这些检查不常见，但对于一些慢性病例的诊断还是很有帮助的。由消化科（胃肠病）的专家经过专门的培训后为患者进行这方面的检查。但总体上讲，孩子因便秘而需要接受这项检查的情况并不多见。

个别的时候还需要进行抽血化验，以排除特殊原因导致的便秘。这些检查包括甲状腺功能、血钙水平、血铅水平和乳糜泻抗体的检测等。上述任何1项检查有异常的情况都可以导致慢性便秘的发生。

极少数情况下，要考虑做消化道核磁共振的检查。核磁共振可以检查肠道结构及周围神经的情况。病情呈进展性的或特别严重的还要注意除外肠道内的肿块堵塞阻止肠道的正常蠕动以及支配肠道蠕动的神经发育不够完善导致的便秘。

先天性巨结肠是结肠末端缺乏相应的神经所导致的一种疾病。由于缺乏神经的支配肠道无法正常运动，从而导致严重的便秘。此病的发生率不高，确诊需要进行组织活检，并通过手术才能予以纠正。

脊髓栓系症是一种脊髓发育的异常，此病也可导致便秘的发生。从脊髓发出的支配肠道的神经如果受压或出现炎症会影响肠道相应的功能。有关此病的具体内容会在第14章详细介绍。

有哪些治疗方法？

治疗可通过上、下两种途径给药：口服给药及经肛门给药。

口服给药的方式：**大便软化剂**或药物经过胃到达肠道，通过增加粪便中的水分使大便软化。梅汁或梨汁也能起到软化剂的作用，此外，还有玉米糖浆及液体石蜡。用来软化大便的药物有乳果糖，它是一种不被吸收的糖，通过把水分迅速吸收到肠道中软化大便。此外，还包括氢氧化镁合剂和多库酯钠等。

通过肛门直肠给药，可以使用**栓剂**或**灌肠剂**。通过这种治疗可以使肛门局部润滑，并刺激肛门括约肌收缩，同时，也促进了肠道的蠕动。专门用于孩子的甘油栓剂是半固态的，进入肛门后很容易溶解。而灌肠剂通常是液体状的，可以直接灌入直肠中。

如果没有医生的建议，不建议频繁地使用这种肛门刺激的方法，以免孩子对此产生依赖。对孩子来说，其实他们多数并不喜欢这种方式。

可能发生的并发症有哪些？

长期的便秘会影响孩子体重增长，甚至导致体重下降。这主要是因为持续便秘会影响孩子的食欲。

用任何方法都无法缓解的严重的便秘还可导致**中毒性巨结肠**。结肠会显著地扩张，甚至出现破裂。尽管这种并发症很少见，但却有致命危险，需要紧急处理。

胃肠炎（流感胃肠型）、呕吐与腹泻

婴幼儿体内到底出了什么问题？

流感胃肠型是一个笼统的说法，用来描述呕吐和腹泻的病症。这种说法已经被人们沿用了许多年。其实，更为准确的专业说法应该是胃肠炎。而流感胃肠型是一种误导的说法，其所指的病症与流感并无关系。

胃肠炎绝大多数都具有较强的传染性，因此患儿的兄弟姐妹以及父母也都有可能相继患病。此病典型的潜伏期是48～72小时。小婴儿会以腹泻症状更为突出，而成人有时仅有恶心的反应，但这种强烈的不适感会使人很久都没有食欲。

胃肠炎多数是以呕吐起病，持续12～24小时不等。病情表现轻重不一，可以是间断性的（每隔几小时出现1次），也可以是持续性的，最终吐空胃中全部内容物后，又会出现干呕。

典型的胃肠炎在呕吐后1天左右开始出现腹泻，有时二者也可同时发生，甚至是腹泻在先。腹泻意味着大便呈水样或次数增多、大便呈稀糊状。胃肠炎的腹泻多呈频繁、水样、有臭味的大便，并会伴随阵发性肠绞痛。症状通常持续3～7天，最长可以到2周大便才最终恢复成形。

一般来说，腹泻是由肠壁水肿导致的。肠壁水肿会干扰肠道对水分和营养物的吸收，水分滞留在肠腔中，最终形成稀便。严重的腹泻还会破坏肠道的正常菌群，而肠道中寄生着的正常菌，则是用于促进食物的分解并产生维生素K等机体所需要的物质。当肠道中的细菌种类和数量发生显著改变时，大便的性状便会发生改变。

任何可以引起肠道炎症反应的因素都可以造成腹泻，比如食物过敏、免疫系统疾病或感染等。最常见的导致婴儿腹泻的病毒是轮状病毒。其他还包括星状病毒、腺病毒和诺瓦克病毒。此外，还有细菌感染导致的胃肠炎，包括沙门氏菌、志贺菌、弯曲菌和大肠埃希菌等。有一种世界范围性的最令人厌恶的细菌感染性胃肠炎——霍乱，是发展中国家位居前列的死亡原因之一。

虽然抗生素可以用来治疗细菌感染，但同时也可导致腹泻。抗生素会破坏肠道中正常的菌群平衡或直接导致过敏反应，继而造成腹泻。

不论可能导致腹泻的原因是什么，腹泻一旦出现，则很难立即止住，因为此时肠道变得非常容易激惹，用来吸收水分和营养物的正常的肠道内壁表面变得毛糙，需要经过一定的时间才能恢复成原来光滑的表面和正常的功能。所以，在肠道感染的时候，最好不要用止泻药而是等待腹泻过程的自然缓解。只有感染得到了控制，腹泻才能停止。

 ## 父母应该做什么？

父母的主要任务是防止孩子发生脱水，具体的做法应视孩子的病情状况而定。

关于呕吐：如果孩子刚刚发生呕吐，你首先要做的是停止给孩子提供任何食物，包括各种固态及大部分液态的食品。由于这时孩子没有食欲、吃不进东西，因此不给孩子提供固态食品可能容易办到。但如果在孩子反复吐过后出现口渴的时候，你千万不能着急，一定要再等上45分钟~1个小时后再慢慢地给孩子一些水喝。

一开始只能让孩子喝一些较清淡的液体，而且要一口一口地慢慢来。如果一下子给孩子太多，比如一大杯水，他会一下子把它全部喝光（或至少喝掉大半杯），然后很快又会把刚喝进去的东西又全都吐出来。因此，一开始可以借助勺子、滴管、浸湿的毛巾或冰棒等方式一点儿一点儿喂起，每隔几分钟喂上 1 勺水等。

直到孩子能够耐受少量的喂食后，再逐渐地增加每次的喂养量。从每次半盎司或 1 盎司（约10～20毫升）逐渐增加到每次几个盎司（约100毫升）。但这时还只能提供孩子清淡的液体，比如白水、冲淡的果汁或米汤等。千万不要因孩子的喜好要求而提供孩子大量的液体特别是牛奶。因为这些只会使孩子的病情迁延。如果孩子只喝牛奶，那么可以先给他一些冲淡的豆奶或奶糊。如果孩子只要牛奶或是你手边也只有牛奶，一定要把牛奶大量地稀释后再给他喝。

关于腹泻：当孩子呕吐停止（也可能最初并无呕吐）出现腹泻的时候，你可能会想尽办法地给他补充液体。严重的腹泻，孩子会因排出大量液体、摄入量不足而导致脱水。

清淡的液体最适合用于补液，比如白水、米汤等。而果汁大都会使腹泻加重，只有白葡萄汁可以缓解腹泻。用于补液的饮料中通常都含有腹泻时所丢失的电解质等成分。然而，这种饮料不能持续饮用超过24小时，否则容易对机体造成伤害。另外，有些电解质饮料因口味差还会诱发孩子呕吐。所以，在给孩子补充液体的同时要注意防止因补液不当而造成更多体液的丢失。

米汤配方

首先需要准备约1升的水并将其烧开，然后向里面倒入1杯米，煮上约5～10分钟，直到米汤形成糊状。把煮好的米汤倒入一容器中。有的人喜欢往米汤中加入1勺糖和一点儿盐。等米汤冷却到室温后，就可以给孩子饮用了。剩余的米还可用做其他的用途。

等到孩子病情允许可以接受固体食物时，就可以慢慢地给他所需要的食物了，比如可以给他一些米、面食、饼干或香蕉等这些可以促进大便成形的食物。传统的治疗腹泻的食物包括香蕉、苹果酱、米饭和烤面包。但其实只要是温和无刺激的食物都可以。如果孩子想吃鸡肉，也不妨给他吃一点儿，因为蛋白质也有助于肠道的恢复。但要避免甜、辣等刺激食物和奶制品。空腹吃辣的食物会刺激胃肠道；而糖可以吸收肠道中的水分，使腹泻加重；奶制品几乎可以瞬间使腹泻加重。但如果孩子坚持喝牛奶，你可以将豆奶或奶糊冲稀了给他喝，而不要直接给予牛奶。

有些患胃肠炎的孩子只喝白水或冲淡的果汁而拒绝喝其他富含能量的食物。这时你可能会担心孩子获得的能量不足而会发生脱水。其实，孩子只要排尿正常并且嘴唇是湿润的就证明没有发生脱水。造成家长这种担心的主要原因是虽然孩子喝了不少水，但没有能量摄入无法保证机体的需要。如果你想给孩子多增加点儿热量以保证其能量需求，可以在果汁或米汤中加入些糖。

胃肠炎的腹泻可以持续3~7天，有时甚至更久，这些都并非罕见。

何时应向医生请教？

如果孩子出现下列状况，应及时与医生联系：孩子无法喝进任何东西；孩子虽然能够喝些水，但很快又都吐了出来；孩子连续吐了几个小时，甚至间隔不足45分钟。如果孩子出现持续性呕吐，而无法进食的话就很可能会发生脱水。

有时，孩子会因呕吐而导致疲乏无力，甚至连喝水的力气都没有。此外，孩子频繁地腹泻，即便能喝些水补充，也会因体液丢失量多于摄入量而导致机体脱水。同样，腹泻时间过长也会出现脱水。如果孩子发生了上述任何情况，都应及时向医生请教。

另外，如果孩子只能喝水补充水分而能量摄入不足就会导致嗜睡等表现。因此，如果孩子出现精神萎靡等情况，应尽快与医生联系。如果你对孩子的表现存在疑惑，也请打电话告诉医生。

如果怀疑是药物因素，比如使用抗生素，导致的腹泻，请告诉医生。可能需要换药或停药。

应进行怎样的检查？其结果能说明什么问题？

一般情况下，孩子发生呕吐或腹泻很少需要做特殊的检查。但如果腹泻持续时间过长（特别是超过2周），或大便带血，则需要化验大便以排除特殊的感染性疾病。多数情况下，即便感染明确，也不需要用药，因为药物常常会使腹泻加重。

肠道内的感染可以通过血液扩散到全身。如果孩子看上去虚弱无力，很可能需要做血液的化验以明确是否有感染扩散，比如全血细胞计数及血培养检查。

如果孩子出现了脱水需要静脉输液时，也很可能会同时接受这些化验检查，包括全血细胞计数、血培养以及电解质的检查等。

个别情况下，如果孩子出现反复性呕吐，怀疑有肠道的梗阻，常常需要做腹部X线的检查以协助医生做进一步判断。

 ### 有哪些治疗方法？

治疗胃肠炎总的目标共有两个：控制呕吐和腹泻预防脱水；通过补液治疗脱水。

有些药物可以用来止吐。考虑到呕吐的孩子无法口服给药，因此这些药通常都是以栓剂的形式给予。此外，医院里还有注射给药及静脉给药等方式。最常见的这类药物成分是异丙嗪，它可以延缓肠道的蠕动，防止呕吐并有助于口服补液。但同时异丙嗪也有嗜睡的副作用。有些孩子服用后会出现乏力，继而会影响食欲，降低口服补液的效果。

还有些药物可以用来止泻，但通常并不推荐给儿童使用，比如洛哌丁胺，它虽可以显著地改善腹泻症状，但同时也延缓了炎症代谢产物的排泄。由于感染未能得到根本地控制，因此临床症状也无法彻底地好转，只有感染消失才能从根本上解决问题。因此，在治疗因感染导致的腹泻时，多数是等待感染的自行恢复，而对腹泻不予太多的干预和治疗。

　　由寄生虫感染导致的腹泻，比如贾第虫感染，就需要使用特殊的抗生素进行治疗，否则这种感染无法自行好转。另外，如果有细菌感染从肠道扩散到肠外器官时，也需要使用药物进行干预治疗。

　　胃肠炎的主要治疗就是补液。如果你在家中，可以尝试前面提到的一些方法。但如果孩子无法口服补液或出现显著的脱水迹象时，他可能就需要医护人员的帮助通过静脉补液了。静脉补液可以把含有糖、盐成分的液体直接输入到孩子体内。它可以增加体内血容量，不论是否仍有液体继续通过排便丢失，始终保持体内液体水平相对稳定。在脱水的情况下，心脏会增加做功以保障机体各器官的血供，但由于血容量不足，泵入各器官的血液仍无法满足机体的需求。静脉补液可以提高血容量，减轻心脏做功，使各组织器官得到更多的养分。具体的内容会在第18章脱水一节中讲述。

　　如果腹泻是由于使用抗生素导致的，医生会建议将药物减量或停药。

可能发生的并发症有哪些？

　　严重或持续的腹泻会导致脱水。为此，识别孩子是否已发生脱水非常重要，有关内容会在第18章中再具体介绍。很多父母一想到要带孩子去医院扎针输液就会犯愁，但要知道有时这种治疗是必需的而且是救命的。然而遗憾的是，至今世界范围内还有相当多的地区还不能实现静脉输液，因此脱水还是导致这些地区因腹泻引发死亡的首要原因。

　　频繁的呕吐最终会导致食道黏膜发生撕裂，称为Mallory-Weiss撕裂，可表现为呕吐物中带有鲜血。

　　其他常见的并发症并不都是如此严重。比如很多细菌感染性胃肠炎常伴有皮疹出现。这些疹子可以是浅红色或红色，可以是平坦或凸起的，可以是点状的，也可能融合成一片。它们通常分布于前胸及后背处，但也可出现在身体的其他任何地方。

　　频繁的腹泻还可导致**尿布疹**。水样时由于大便中含有胆汁等成分会刺激臀部的皮肤并最终导致局部皮肤破裂。腹泻次数越多、大便越稀，就越容易产生尿布疹。特别是穿纸尿裤的孩子尿布疹会更为严重。如果使用湿巾擦拭排便后的小屁股还会进一步增加对皮肤的刺激从而使皮疹加重。其实，有时让孩子在温水中坐上几分钟可能是对皮肤刺激最小的清洗方式。

这里介绍一些可以减轻尿布疹的方法。对于穿纸尿裤的孩子，尽可能及时地帮他更换弄脏的纸尿裤以减少粪便对皮肤长时间的刺激。而对于已经训练使用便盆的孩子，当他出现腹泻时也要留心常常会被弄脏的内裤，甚至有时他还需要再替换回一段时间纸尿裤，这些都是常常会遇到的情况。另外，尽可能地保持孩子臀部的清洁和干燥，最好使用清水清洗而不使用含有香精的肥皂或湿巾。可以经常在臀部涂上一薄层防治尿布疹的药膏，特别是含有锌的软膏可以促进皮肤的愈合、防止更多的刺激。

持续的腹泻会损伤肠道内表面，降低肠道对营养物、矿物质的吸收。如果孩子胃肠炎刚刚恢复就去喝牛奶或吃奶制品，腹泻会再次发生。胃肠炎发生后，肠道对奶制品的这种不能耐受有时要持续好几天，甚至几周。

更为复杂的是，胃肠炎会导致肠道丢失很多正常寄生的细菌。这些细菌对于消化食物和维持大便成形至关重要。因此，它们的缺失在急性期过后还会持续带来很多问题。益生菌，比如**嗜酸乳杆菌**，可以帮助肠道重建正常的细菌环境。

大便带血

 婴幼儿体内到底出了什么问题?

孩子大便中带血属不正常现象,但也绝非罕见。血液出现的方式,比如颜色等,与大便的相对位置对于判断肠道出血的部位非常重要。

颜色越鲜红说明血液越新鲜。多数情况下,这种鲜红的血液来源于肠道末端或肛周皮肤的撕裂处。如果血液混在大便中则表示出血来源于肠道。如果血液与大便是相对分离的(留在尿布或卫生纸上)则代表可能存在肛周皮肤撕裂,即肛裂。

陈旧的血液呈棕色(像咖啡渣样)或黑色。这是由于血液在随大便排出体外之前在胃肠道内停留过一段时间,暴露于消化道内酸性环境中从而使大便颜色发黑。

极少数情况下,血便可以为红褐色类似醋栗冻或为血性的类似番茄酱。大便的这种改变会很明显,因此不容易错过。这种血便表现是较典型的肠道上方(胃或小肠)的大量出血导致的。血液是一种导泻剂:出血可以使肠蠕动加快。出血越多,肠蠕动就会越快,肠内容物排出就会加速,因而血液尚未变成棕色或黑色(因为没有足够的时间暴露于肠道内的消化酶中)就被排出了体外。所以,典型的肠道内出血排出的血液应该是鲜红色的。醋栗冻或果酱样大便多与**肠套叠**有关,这是一种不太常见的疾病——其中一段肠管嵌入了另一段肠管,并阻断了肠道的血液供应,会导致剧烈的腹痛。

还有一些疾病可以导致血便。胃肠道内组织的溃疡、感染或撕裂都可以导致便血。实际上,任何可以导致胃肠道内壁炎症或损伤的原因都可以引发便血。有时便血是某种全身疾病的首要表现,比如食物过敏及炎症性肠病(包括**克隆氏病**及**溃疡性结肠炎**)。

肛裂多数是因大块干硬的大便在排出体外时肛周皮肤被迫扩张所致的破裂。这也正解释了肛裂与便秘紧密相关的原因。

大便有时呈红色但这并不意味着大便带血。有些食物和药物可以使大便变成红色，使大便看起来好似带血。这其中以甜菜最为常见（它也可以染红尿液）。另外，抗生素利福平也可以使大便变成红色。此外，吞入的红色蜡笔或红色塑泥也都会使大便变红。

父母应该做什么？

第一次发现孩子大便中带血时应立即告诉医生。如果孩子还穿着纸尿裤，请把带有血便的纸尿裤留下以便医生能够判断出血的颜色及其与大便的相对关系。

如果孩子反复出现血便，则要根据导致孩子血便的病因进行治疗。如果是便秘造成的肛裂，首先要使用大便软化剂和润滑剂缓解便秘。如果有食物过敏就要避免摄入引起过敏的食物。总之，需要和医生一起商讨出一个针对孩子病因的有效的治疗方案。

何时应向医生请教？

一旦发现孩子的大便中带血就请及时地告诉医生。即便不是第一次发现，但如果出血量很大，或孩子出现脸色苍白、嗜睡或容易激惹等，都要及时与医生联系。

应进行怎样的检查？其结果能说明什么问题？

是否需要做化验检查取决于大便的性状（出血量是多还是少？颜色是鲜红还是呈棕色？出血是偶尔的还是持续性的？）以及孩子的整体表现。

通常，如果只是大便边缘略带些血而且怀疑是肛裂所致，一般不需要做化验检查。

如果只有少量血液混在大便中（有时还混有黏液），而孩子看上去状态很好，通常也不需要做化验检查。

如果血便呈持续性、进展性、颜色鲜红，或伴有发热，或孩子看上去很难受时，都需要进行相关的检查，包括大便的化验、血液的化验以及影像学（X线或超声）的检查。

不同的大便化验结果所提示的内容不同，比如大便潜血阳性能反映出大便带血。另外，有些结果提示肠道受到了外界的刺激，比如大便中找到**白细胞**说明有炎症发生；而发现**嗜酸细胞**则提示存在过敏。大便培养可以进一步明确致病菌。这其中的一些化验需要单独采集标本并收集在特殊的容器中送检。当然，穿纸尿裤的孩子可以相对容易地直接从尿布上留取大便。由于一般化验要求留取新鲜的大便，因此，有时如果拿着留存时间过久的尿布去医院送检的话，医生可能会让你再重新留取新的标本。

血液的化验一般不需要。主要内容包括全血细胞计数和血培养检查。有时还需要了解血电解质和肝功能的水平以评估其他脏器功能是否受到影响。一些特殊问题所致的便血包括乳糜泻、食物过敏、炎症性肠病等疾病的检查也需要通过血液的化验来明确。

此外，还可通过腹部X线或超声的方式了解肠道的影像情况。腹部的X线和超声的检查虽都不能全面地了解腹部的情况，但二者都可以通过固、液、气影像显影的对比较好地了解肠道内情况。特别是怀疑有肠道梗阻时，腹部X线检查非常有帮助。

有些肠道出血的病例医生可能会建议使用相机拍摄的方式来记录肠道内的病变。胃肠道专家会利用一种微型照相机来进行拍摄。将照相机通过口腔送入胃内检查的过程称为内窥镜检查；而通过肛门送入大肠内的检查过程则称为结肠镜检查。尽管这项检查可以直接提供病变部位的图像，但由于是有创性的，所以只有在必要时才选择。

有哪些治疗方法？

治疗方法取决于引起大便带血的原因。感染引发的血便很少需要特殊治疗，除非出现感染的扩散或脱水引起身体显著的不适。但如果是寄生虫或艰难梭菌引起的特殊感染就需要使用特殊的药物进行治疗。

由全身性疾病所引发的肠道的炎症反应或较严重的肠壁的炎症都需要进行治疗。类固醇激素是较强的抗炎药物，它可以帮助促进肠壁损伤的愈合。尽管它对炎症性疾病治疗非常有效，但也仅适用于一小部分患儿。

如果是肠套叠或肠梗阻导致的便血，首先要将嵌套的肠管恢复正常。具体的做法可以通过一种能在X线下显影的造影剂进行灌肠（即钡灌肠）或采取手术治疗。

肛裂可以使用润滑剂，比如使用凡士林可以对肛周皮肤起到润滑作用，防止大便排出时对已撕裂的皮肤造成再次损伤。而使用大便软化剂和饮食调节则可以减少因便秘、大便干结导致的对肛门的损伤。然而小孩子肛裂和便秘的治疗非常困难，因为一旦他意识到是便秘导致的最初的疼痛会很难被劝服配合治疗。这种情况最终会导致便秘和肛周皮肤损伤的恶性循环。

可能发生的并发症有哪些？

血便最严重的并发症就是失血，继而可以造成**贫血**。贫血的孩子容易出现疲倦，其体重增长和生长发育也会受到影响。严重的时候还会导致身体其他脏器出现问题。

血便还会导致臀部出现**皮疹**，因为血便比正常的大便对皮肤的刺激性更大。处理此问题的办法与腹泻时的尿布疹一样。比如穿纸尿裤的孩子应尽可能及时地更换弄脏的纸尿裤以避免皮肤和粪便间的长时间接触；如果孩子已经训练上厕所，你可能会在一段时间内常看到马桶里有带血的大便，应注意及时地帮他更换弄脏的内裤，甚至这段时间内孩子可能还会再次使用纸尿裤，这些都是正常现象。保持孩子臀部清洁和干燥，使用清水进行清洗，避免使用含有香精的肥皂或湿巾。建议局部使用含锌的软膏以保护皮肤避免受到更多的刺激。

血便通常还会伴有**腹痛**。血液具有导泻作用，会刺激肠道蠕动增加，使大便快速地通过肠道，同时造成肠绞痛。此外，导致便血的炎症或感染本身也会引起肠绞痛或腹痛。

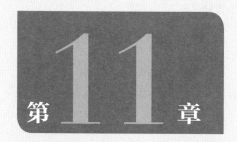

第11章

膀胱和泌尿道

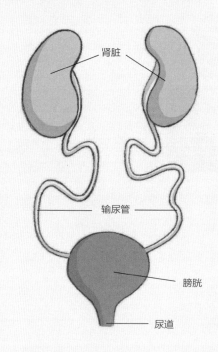

肾脏

输尿管

膀胱

尿道

　　肾脏产生尿液，尿液流经输尿管储存在膀胱中，通过尿道排出体外。

排尿疼痛和尿路感染

 婴幼儿体内到底出了什么问题？

肾脏产生尿液，尿液流经两侧输尿管储存在膀胱中，由尿道排出体外。

尿液是机体的代谢废物，但它基本是无色无味的，而且排尿过程也不会有疼痛。有时尿色为深黄色，是因为孩子喝的水少；有时尿液有刺鼻的气味，是因为食物的代谢产物有特殊气味所致，比如芦笋。尿液持续有臭味儿或颜色发深要引起重视。

当尿液有臭味儿或颜色发深，或孩子描述排尿时疼痛，就意味着可能有感染。感染可以出现在包括肾脏至尿道的任何部位，所以我们称之为**尿路感染**。

穿着纸尿裤的婴幼儿，很少会发生尿路感染。孩子的粪便中存在正常的肠道寄生菌，当机体抵抗力下降的时候，这些细菌很容易侵入尿道。一旦条件成熟，它们从尿道逆行进入膀胱并繁殖引起相应的症状。不穿纸尿裤的孩子自己擦拭臀部，粪便也可能污染阴道或尿道附近的皮肤，条件合适的时候这些细菌也会进入尿道。

女孩比男孩更容易发生尿路感染，是因为女孩的尿道比男孩短。阴茎的长度使细菌很难攀升至膀胱，这个额外的长度其实起到了保护作用。

引起尿路感染的原因有很多。尿路解剖畸形使尿液排出异常，在某些部位尿液会聚积，使感染的概率增高。憋尿也会引起尿路感染，相比定期排尿，尿液停留在膀胱内更容易滋生细菌，就像公园里池塘的水不流动容易生长细菌一样。

我们想象中尿液总是沿尿路向下流动，但实际上也会发生逆流——从膀胱沿输尿管至肾脏，我们称这种现象为**膀胱输尿管反流或反流**。尿路感染后可出现反流，感染控制后症状消失；反流本身也可以引起尿路感染。比如尿路畸形出现反流，尿液聚积后引起尿路感染。反流和感染哪个是原因很重要，因为反复的反流会引起反复的尿路感染。

尿路感染有两个主要症状，一个是尿频，表现为排尿次数增多；另一个是腹部或下腹部疼痛，有的孩子无疼痛但会表现为左右晃动。其他常见的症状有发热，当感染波及肾脏时往往伴随发热。由于胃位于膀胱的上部，所以尿路感染时也会出现呕吐。

和尿路感染不同，尿道炎不是感染引起的，但两者的症状非常相似，常常会混淆，有一些方法可以鉴别。两者都有瘙痒或烧灼感，但与尿路感染不同，患尿道炎时在整个排尿过程中都有瘙痒或烧灼感。幼儿很难区分它们的不同，还有其他的特征用以鉴别。患尿路感染时在排尿间隙会伴随腹部或盆腔疼痛，尿道炎则没有。尿路感染时尿液混浊或颜色发深，而患尿道炎时的尿液是清亮的。尿路感染的孩子会表现尿急，尿道炎则没有。女孩更容易患尿路感染，而尿道炎的发生无性别差异。

尿道口受刺激后引起尿道炎，可由机械刺激引起，比如内裤太紧使局部皮肤受摩擦或手淫。也可由化学刺激引起，最常见的是洗泡泡浴。即使孩子非常喜欢泡澡，以前也没发生过问题，长时间坐在肥皂水中也有可能发生尿道炎。

孩子患尿路感染或尿道炎时，阴道或阴茎皮肤正常，无红肿、过敏、皮疹或分泌物。

父母应该做什么？

引起幼儿尿路感染的原因多是不卫生和憋尿，所以避免尿路感染的方法是让孩子养成良好的卫生习惯和及时排空膀胱。

如果孩子穿着纸尿裤，排便后要尽快更换，并且彻底清洁尿布区域以减少尿道周围皮肤存在细菌的可能。

如果孩子已接受排便训练，要教会他从前向后擦拭臀部，并且要擦拭干净，避免让粪便污染尿道。告诉孩子每次如厕都要排空所有尿液，否则残余尿液就会留在膀胱，容易发生感染。

即便排尿时孩子感觉很不舒服，也要鼓励他去做，因为憋尿后尿路感染的发生概率增高。

孩子感觉尿道疼痛时不要洗泡泡浴，在洗澡水中加些苏打，苏打可以减轻尿道的炎症反应。患尿路感染或尿道炎期间，不要用肥皂给女孩清洗外阴，否则会刺激局部皮肤加重炎症反应。疼痛消失后也不建议洗泡泡浴，如果非要洗那就用很少量的浴液，而且要限制孩子泡澡的时间。

如何减少摩擦而减轻炎症反应呢？给孩子选择宽松的裤子或裙子，自行如厕的孩子应穿着宽松、白色的棉内裤，因为染料会加重皮肤的炎症反应。不建议让孩子骑自行车或骑马，这些行为会摩擦局部皮肤，加重尿道炎的症状。

何时应向医生请教？

当尿色深或有异味儿，特别是有尿频、尿痛时要与医生联系。即便不伴随发热，也要排除尿路感染。

孩子感觉不舒服，当不能明确是尿路感染还是尿道炎时，要与医生联系，可以通过尿常规检查明确。如果孩子以前患过尿道炎，你也能肯定不是尿路感染，不需立即看医生。

不管是否与排尿有关，任何时候孩子出现明显的下腹或盆腔疼痛，都应该与医生联系。

应进行怎样的检查？其结果能说明什么问题？

常做的检查为尿常规和尿液细菌培养。尿常规用来筛查有无尿路感染，可以由实验室完成，也可以采用简单的试纸法，只需要几分钟。用一张特殊纸片插入尿液中然后移开，2~3分钟后，根据纸片的颜色判定尿液中有无异常成分。尿液感染后标本中有白细胞或**亚硝酸盐**，结果为阳性。

尿常规结果呈阳性，或结果为阴性，但孩子有典型的尿路感染症状，需要做尿液细菌培养。将少量尿液置于特殊板上，在培养箱中放置24~48小时。如果有细菌生长，要根据细菌的种类选择敏感抗生素。

年长的孩子可以自行留取尿液标本，但幼儿需要医护人员帮助。有关检查的内容在第19章中有描述。

可以同时留取尿常规和尿液细菌培养，但要使用无菌的尿杯收集尿液，否则会因为污染导致假阳性的结果。

患1次或2次尿路感染后，要进行尿路成像检查以明确有无解剖畸形，有以下3种方法：**超声波检查**可以了解膀胱、输尿管和肾脏的大小和形状，是无创的检查手段，但不如其他两种方法清楚。**排泄性膀胱尿道造影**是一种特殊染色的检查，可显示出膀胱、输尿管，甚至肾脏的内部结构。将导尿管插入尿道，然后将造影剂直接注入膀胱内。一种X线检查设备（又称为**荧光镜**），可以将染料经过部位摄成照片，看染料是停留在膀胱内还是反流至输尿管或肾脏。还有一种可以应用的造影方法是**锝-二聚体琥珀酸扫描**。这种扫描是将一种化学物质注入静脉，通过血流进入肾脏进行过滤。此物质的滤出过程可以通过特殊成像显示，了解尿路结构及其异常部位。

尿路感染时可进行超声波检查，但排泄性膀胱尿道造影或锝-二聚体琥珀酸扫描的检查只有在尿路感染治愈之后才可以进行。这是因为感染本身就可以造成反流，使结果为假阳性，会误认为结构正常的尿路存在结构异常。感染治愈之后，造影检查才能准确地反映出肾脏、输尿管、膀胱和尿道的结构。

📖 有哪些治疗方法？

尿路感染需要应用抗生素治疗，根据细菌种类选择合适的抗生素。尿液细菌培养结果可告知我们细菌感染的种类和敏感的抗生素。

如果是由尿路畸形引起尿路感染的，根据解剖畸形的类型和严重性来决定是否需要手术治疗。有些解剖异常可随着小儿的长大而自行消失，有的则会反复发生尿路感染，手术之后问题才会解决。

反复发生尿路感染则需要预防性应用抗生素，这就意味着孩子需要每天服用小剂量抗生素。孩子虽然有轻微尿路解剖异常，但有可能随着年龄的长大而自行消失，将来不一定需要手术治疗，预防性应用抗生素可以避免尿路感染的反复发生。

成人患尿路感染时通常使用非那吡啶来止痛，它可以很快缓解疼痛，但儿童禁用此药，儿童常用的止痛药为对乙酰氨基酚或布洛芬。

患尿道炎时要尽量减少对尿道皮肤的刺激，除此以外无其他特殊方法，随着时间的推移炎症会慢慢消散。没有特效的止痛药，可以试试布洛芬等抗炎药。

可能发生的并发症有哪些？

细菌在尿液中繁殖并沿尿路逆行，肾脏可受累，我们称之为**肾盂肾炎**。肾脏感染后形成瘢痕，遗留永久性损伤，在极个别病例中会导致肾功能衰竭。

引起尿路感染的细菌也可以移行至身体其他部位，最常见的是血行感染，又称作**尿脓毒症**。

尿路感染后尿中会有血液，医学上称之为**血尿**。有时肉眼可以看见血尿，这时尿液发红。更常见的是肉眼看不见血尿，尿常规检查有异常，医学上称之为**镜下血尿**。膀胱壁发生炎症反应可引起出血，有时细菌侵袭并定植在肾脏，破坏肾脏的基础结构并影响其滤过功能，含有血液的代谢废物就渗出至尿液中，我们称之为肾小球肾炎。轻症的肾小球肾炎可自行缓解，偶尔也会导致肾功能异常，需要使用激素（减轻炎症反应）和**利尿剂**（帮助尿液排出）等药物才能恢复。

尿道炎无长期的并发症，在急性期内会出现尿路感染，因为疼痛，孩子拒绝排尿，长时间憋尿后容易继发感染。

第12章

阴茎和睾丸

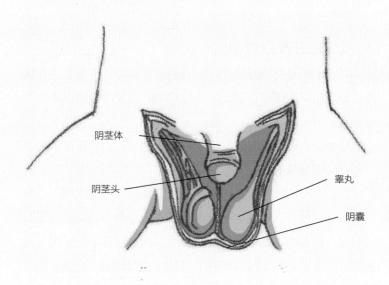

阴茎体

阴茎头

睾丸

阴囊

男性外生殖器包括阴茎和阴囊及阴囊内的睾丸。

未行包皮环切的阴茎：嵌顿包茎和包茎

 婴幼儿体内到底出了什么问题？

即使孩子没有进行包皮环切，家长不必特意地去清洁包皮下方的区域。尽管这些区域往往会蓄积一些脱落的白色或干酪性的物质，但这些对孩子并无影响。通常等孩子长到3岁，包皮就会自动向上回缩。

实际上，强行将包皮牵拉回缩，会引起局部肿胀和疼痛。个别情况下，包皮太紧会影响局部血流，导致阴茎头水肿，称为嵌顿包茎。阴茎头充血，包皮就像一个套圈，阻碍阴茎头的血流供应。血流减少并导致局部缺氧。最终导致包皮无法覆盖阴茎头，以致需要紧急手术。

有时，包皮开口太小而无法回缩，这种情况称为**包茎**。包茎在未行包皮环切的小男孩中属于正常现象，通常到学龄期便可自行缓解。而如果强行牵拉包皮，会造成局部的撕裂和损伤，甚至会造成永久性包茎。

 父母应该做什么？

即便孩子没有做包皮环切，也不要人为地去干预，更不要用手向上牵拉包皮。可以在每次给孩子换尿布时将局部擦洗干净，但不要强行用力将包皮向上牵拉进行清洗。如果孩子已经训练上厕所，可以告诉他小便后如何弄干"小鸡鸡"。孩子通常不会去动自己的"小鸡鸡"，因此，"不要用手牵拉包皮"主要是针对于家长和照顾孩子的大人。

 何时应向医生请教？

如果孩子的包皮被牵拉上去而不能恢复原本的位置（嵌顿包茎），应立即打电话告诉医生。

如果孩子在排尿时出现包皮膨出也要让医生知道。这种情况常提示孩子存在包茎：由于包皮开口太紧，阻碍了尿液的排出，因而易继发细菌感染，从而导致皮肤感染甚至发生尿路感染。

应进行怎样的检查？其结果能说明什么问题？

只有当包茎并发可疑的泌尿系统感染时才需要进行化验检查，包括尿常规和尿培养检查，以进一步明确病因、指导治疗。这些检查会在第19章中具体介绍。

有哪些治疗方法？

对一些发生了包皮嵌顿而无法恢复到原位的病例可以使用润滑剂帮助包皮从嵌顿的地方恢复到原位。如果水肿很严重，医生会在包皮上切个小口减轻皮肤的张力后帮助包皮恢复到原位。如果仍然不能缓解，就可能需要行急诊包皮环切手术。

为减轻包茎时可能继发的炎症、松弛紧缩的包皮口，可以在包皮的顶端涂抹激素类软膏。通常为每天使用数次，持续使用几周。如果包茎同时并发泌尿系统感染，则应使用抗生素进行治疗。泌尿系统感染的治疗在第11章中讲述。

可能发生的并发症有哪些？

嵌顿包茎最严重的并发症就是组织坏死。包皮嵌顿在阴茎头下，阻断了阴茎头所需养分和氧气的供应。这种情况属于急症，需要紧急处理。

包茎可以引起泌尿系统感染。泌尿系统感染通常在男孩中并不多见（相对于女孩）。有研究报道，未行包皮环切的孩子患泌尿系统感染的概率较行包皮环切的孩子高10倍。这些感染通常用抗生素即可得到控制。

包茎还可以导致沿包皮、阴茎体和阴茎头的皮肤组织感染，可能会伴有强烈的疼痛，称为**蜂窝组织炎**。治疗需要口服抗生素或外科治疗。

睾丸扭转

 婴幼儿体内到底出了什么问题？

"睾丸扭转"字面意义上是指睾丸位置发生了扭曲。睾丸位于阴囊中，其外为**鞘膜**所包绕，并被线样的精索悬吊起来。精索呈管状结构，其内含有支配睾丸的神经和血管。睾丸依附于鞘膜并固定在阴囊里。如果此附着点不对，睾丸就会发生扭转，连接的精索及其内容物也会随之发生扭转。一旦发生扭转，精索中的血液将无法自由地流通。睾丸缺乏血液供应，便会出现红、肿及缺氧的表现，会产生剧烈的疼痛。如果血供严重缺乏，还可能会导致睾丸功能永久性丧失。

睾丸扭转发生率极低。大多数也仅限于发生在青少年或成年期。然而个别年龄较小的男孩中也可看到。孩子发生睾丸扭转时主要表现为阴囊红肿、疼痛以及呕吐。不论年龄大小，发生睾丸扭转时疼痛十分明显。

 父母应该做什么？

任何时候，一旦怀疑孩子可能发生了睾丸扭转，应立即请求医生的帮助，而不要试图自己在家中处理。

 何时应向医生请教？

睾丸发生扭转属于外科急症。如果不能立即矫正，可能会留下永久性损伤。从发生扭转到手术治疗最长间隔不能超过4~6小时。超过此时限，睾丸将无法获得挽救。由于睾丸扭转一旦疏忽可能会造成终身遗憾,因此无论什么时候怀疑此症,千万不要犹豫,要立即向医生请教。

应进行怎样的检查? 其结果能说明什么问题?

轻划孩子的大腿内侧,同侧的睾丸就会抬高,从阴囊内升至盆腔,这一过程称为**提睾反射**。

睾丸发生扭转时此反射会消失。所以,一种最简单的方法就是通过提睾反射的引出来判断是否发生了睾丸扭转。

此外,还要做血常规的检查以除外感染导致的睾丸红肿、疼痛。单纯发生睾丸扭转的血象一般是正常的。尽管睾丸内的感染也可以导致疼痛,但通常比睾丸扭转时发生的疼痛感要轻。

超声检查可以看清睾丸的结构。多普勒彩超检查可以检测血流,以判断睾丸是否发生了扭转及其血供是否发生了中断。

如果诊断仍不能明确,放射性核素扫描可以帮助进一步诊断。这项检查可以看到睾丸的结构及其血流的情况。它可以显示睾丸的血流,通过血流的减弱区分并判断睾丸是否发生了扭转,其准确率达90%~100%。然而,这项检查需要预先安排才能实施。所以,如果怀疑发生了睾丸扭转,可能没有足够的时间来进行准备。

有哪些治疗方法?

如果睾丸发生了扭转,可以通过人为的方法进行矫正。这种将睾丸扭转复位的手法称为**人工旋转矫正术**,通过手法矫正可以使问题立刻得到解决。但通常在实施前要先给予止痛药,因为旋转复位的过程同样会很痛。此外,矫正时一般要先尝试两三次后才能最终完全复位。这种手法复位的好处就是不需要手术,但成功率只有30%~70%。

除了手工矫正外,还可以行手术治疗。手术需要将阴囊切开,将睾丸旋转复位后行**睾丸固定术**。通过这一过程可以将睾丸固定在阴囊中，避免再次发生扭转。睾丸附着于鞘膜的过程开始于胎儿时期，一侧附着点的异常往往提示另一侧也可能会有问题。因此，若一侧睾丸发生了扭转，那么很有可能对侧也会在将来发生同样的问题。所以，多数外科医生在行睾丸固定术的时候会将未发生扭转的一侧也予以固定。

可能发生的并发症有哪些?

睾丸扭转最严重的并发症是睾丸功能永久性丧失，或称"睾丸坏死"，供应睾丸的血流中断6小时以上即可发生。一旦睾丸发生坏死，应手术予以切除，否则会形成一个潜在的感染源。此外，由于精液产生减半，因此还可能导致不育。

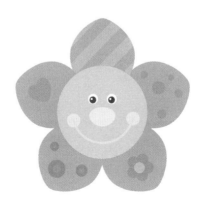

第13章

阴道

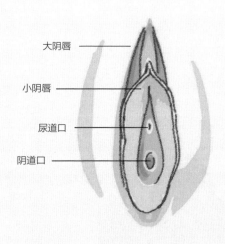

大阴唇

小阴唇

尿道口

阴道口

　　女性外生殖器包括两个阴唇（大阴唇和小阴唇）和两个开孔，一个是阴道口，另一个是尿道口。

阴唇粘连

 婴幼儿体内到底出了什么问题?

阴道被两组皮肤皱褶包围，因为像嘴唇所以被命名为**阴唇**，外层称为**大阴唇**，内层称为**小阴唇**。有时小阴唇粘连在一起，使阴道口狭窄或完全阻塞，我们称之为**阴唇粘连**。多数阴唇粘连的范围很小，只有1~2毫米，容易被父母和医生忽略。

粘连的原因通常是炎症，阴唇粘连后皮肤表面变得粗糙，还会有瘢痕形成。阴唇粘连发生在出生后至幼儿的任何时期，多数会随着时间的推移自行消失。粘连部位对激素敏感，尤其是雌激素，所以青春期阴唇粘连有可能会自愈。

 父母应该做什么?

如果发现阴唇粘连，需要看医生，不需要父母做什么。

 何时应向医生请教?

多数阴唇粘连无须治疗。如果粘连面积很大会遮盖阴道口，容易发生出血或感染，尤其是尿路感染。当你发现孩子阴唇处的皮肤发红或出血，或孩子告诉你排尿疼痛，需要与医生联系。

 应进行怎样的检查? 其结果能说明什么问题?

无须做任何检查。阴唇粘连后患尿路感染的概率增高，如果出现排尿疼痛或尿频等尿路感染的症状，需要进行尿常规和尿液细菌培养的检查。有关尿路感染的内容在第11章有详细描述。

有哪些治疗方法?

使用含雌激素的药膏治疗。激素可以消除粘连,局部应用效果快而且使用方便,但只可短期使用。一旦停用激素软膏后,又会出现粘连,必要时可再次应用。总而言之,只有粘连范围广泛有潜在的感染可能时,才需要应用雌激素软膏。

可能发生的并发症有哪些?

阴唇粘连后因为尿液会聚积在阴道内,使尿路感染的发生概率增高。相比流动的液体,静止的尿液更容易发生细菌感染。尿路感染后会出现发热、排尿疼痛、尿液有臭味儿和尿频。

使用过几个周期的雌激素软膏后,阴唇粘连还会复发。经常使用这类软膏会使阴唇色素改变,但因为阴唇部位的特殊性,我们也不认为这是一个明显的副作用。雌激素偶尔会刺激阴道周围的毛发生长,当停止使用软膏后毛发会自然脱落。

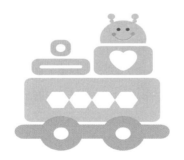

第14章

背部

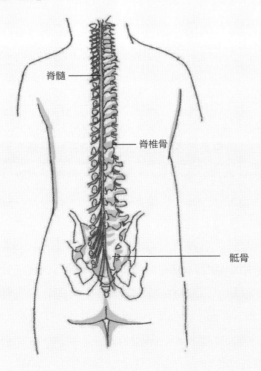

脊髓

脊椎骨

骶骨

　　脊柱从上始于颈部，然后向下一直至接近臀部。而脊髓神经就在其中被突出的脊椎骨保护着。

脊索栓系

婴幼儿体内到底出了什么问题?

这里的"脊索"指的是脊髓。而"栓系"表示有粘连或狭窄受限。正常情况下,脊髓沿椎骨向下生长。在脊髓的周围有一层膜样的结构即(脑)脊膜,其内包绕着一种体液,称为**脑脊液**。随着孩子的成长,脊髓及其周围的组织也应一同生长。

然而有的时候,脊髓由于某种因素的限制将无法正常生长,比如当脊髓或其外围的膜性结构与周围的骨性结构产生粘连时。这种粘连在最开始可能并无影响,但随着孩子的成长,粘连的脊髓无法一同伸展。继而,脊髓中的神经纤维缓慢地被牵拉变紧,最终脊神经将无法发挥其正常的功能,比如无法将神经冲动传向身体各个部位的肌肉。

脊髓栓系引发的症状主要取决于脊髓与脊柱发生粘连受限的部位。因为发生栓系的部位决定了哪段神经受到了牵拉。最常见的部位是靠近腰骶部的脊神经,在第4~第5腰椎(L4~L5)水平。其中L指代**腰椎**,这一节段的椎骨位置范围大约从肋骨下缘开始一直到髋关节水平。而数字4或5是按椎骨的次序号,在抚摸孩子背部的时候可以感觉到的一节节的椎骨。椎骨的计数按从上向下的顺序,因此,L1位于腰椎最上方,靠近肋骨下缘,而L5位于最下方,靠近臀部。

腰椎下方发生栓系时症状尤为突出。由于支配肠道和膀胱的神经会从此节段穿行出来,所以这个部位的脊髓一旦出现栓系,往往会表现出相应的症状,比如便秘、尿潴留或泌尿系感染。同时,由于脊髓受压,此节段以下穿行的神经也会受损。这就意味着支配下肢和足部的神经也会受到牵连,患者的腿和脚会出现刺痛感(发麻)或无力。而栓系所在的腰部却无任何症状。

什么原因导致脊髓发生粘连受限呢?通常是由解剖结构的不规则造成的。比如在胎儿发育期,包裹脊髓的脊膜有时会嵌入两个椎骨之间并向外膨出。这种单纯的脊膜向外膨出，称为**脑脊膜膨出**。若有脊髓及脊膜同时通过椎骨向外膨出的话，则称作**脊髓脊膜膨出**。此外，还可见到脊髓内的囊肿或肿物造成的脊髓受压。另外，脊柱侧弯也可造成脊髓受压变窄。

相比成人可以形容脚指头有麻刺感或腿部发麻等感觉，孩子一般不能准确地进行描述。因此，诊断小孩子患脊髓栓系常常很困难。即使是有什么特殊的感觉或是移动更加困难等，孩子还是像往常一样走路。所以，如果怀疑孩子有脊髓栓系，往往会有一组症状出现：姿势的异常或步调的不协调；孩子有一些奇怪的感觉，如腿、脚及脚趾发麻或像在睡觉一样没有感觉；排尿或排便的习惯改变；反复的泌尿系感染等。

 ## 父母应该做什么？

如果怀疑孩子有脊髓栓系，请尽快带他去看医生。不要待在家中，因为那样做无法帮助孩子解决问题。

 ## 何时应向医生请教？

不论何时，一旦怀疑孩子可能有脊髓栓系，一定要让医生知道。同样，如果孩子出现腿或脚的麻木、无力，或新出现的便秘和尿潴留，都需要向医生请教。

 ## 应进行怎样的检查？其结果能说明什么问题？

医生在做诊断前首先要通过影像学等方式看到病变所在。有些病例通过X线检查即可判断。然而，多数病例仍需要进行核磁共振成像检查以判断病变的准确位置。核磁共振成像检查很敏感，但尽管如此有些病变还是难以发现。因此，如果孩子表现出日益严重的脊髓栓系的症状，即便核磁共振成像检查提示是阴性的，医生也可能会考虑行探查术。

此外，患儿还需要被密切地监测其肠道及膀胱的功能。如果支配肠道和膀胱的神经受到了牵拉和损伤，其功能可能会永久性丧失。因此，即使栓系通过手术得到了修复，便秘和反复泌尿系统感染的问题可能还会存在。

泌尿科医生会对膀胱进行功能的评估，偶尔还需要进行尿液的培养检查以确定确实没有再发感染。

而对孩子肠道功能的监测，父母在家中即可了解。如果孩子的便秘问题不能自行缓解并且日益加重，可能就要请教消化科医生了。

有哪些治疗方法？

脊髓栓系需要行手术治疗。否则，随着孩子的生长脊神经会进一步受损。如果是腰椎或以下平面的脊髓栓系，其相应的神经损伤会影响下肢、足部及膀胱、肠道的功能。解除栓系的手术一般比较简单：神经外科医生会通过核磁共振成像和病人的症状进行定位，然后从相应部位的椎管入手松解发生栓系的脊髓。

脊髓栓系的治愈率很高，只要能早期诊断，特别是在多种神经损伤导致的临床症状出现之前。治疗上没有药物可以替代手术。

可能发生的并发症有哪些？

其主要的并发症与其临床症状是一致的：脊神经的损伤表现主要取决于发生栓系的部位。由于腰椎下段是最常见的发生栓系的部位，因此，负责支配下肢、足部、膀胱及肠道的神经出现损伤也是手术后最常见的神经系统的并发症。

其他外科并发症包括出血、感染和再次栓系。脊髓再次发生栓系主要是由于术后局部可能出现的炎症，继而发生粘连并形成瘢痕造成的。

随着孩子的成长，脊髓栓系时间越长产生的神经损伤越持久，也就越容易造成永久性的损伤。

第15章

肛门

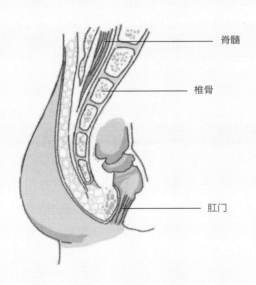

脊髓

椎骨

肛门

臀部是指胃肠道的末端（肛门）和脊柱的终点。

肛裂

婴幼儿体内到底出了什么问题？

肛裂是指肛门周围组织的撕裂，肛门为有皱褶的环状口，是大便从直肠排出体外处。便秘和粗硬的大便都会引起肛裂，小的破损引起少量出血。给孩子换纸尿裤时会发现大便与血液分离，或在擦拭臀部时有出血现象。孩子如厕后会发现坐便器里的水发红，或卫生纸上带血。不管是哪种情况，肛裂引起的出血不会混在大便里。

肛裂引起疼痛的原因：(1) 肛门周围皮肤撕裂；(2) 大便或尿液刺激破损皮肤，或擦拭破损皮肤引起疼痛；(3)肛门痉挛后会感觉不适。肛裂处皮肤愈合很快，但粗硬的大便会使局部皮肤再次受损，所以肛裂的孩子会拒绝排便。这是一个恶性循环，肛裂后孩子拒绝排便容易发生便秘，排便时肛裂处皮肤会再受损。保持软便可以防止局部皮肤受损，想要保持软便需要有相对频繁的排便习惯。

父母应该做什么？

如果你不能确定孩子是否患有肛裂，可以用手电照射检查，你会发现皮肤破损处。有时破损处皮肤发红，有时会有一些血痂。

为了减轻局部的刺痛，可以使用少量无色、无味的润滑剂，比如凡士林。用小手指、棉签或其他细的工具涂抹润滑剂，它能起到润滑作用，使下次排便时大便容易通过肛门处。几小时或每次换纸尿裤时使用1次，直至排便时肛门黏膜不再受损。

尽量避免使用含香料的纸巾擦拭臀部，否则会刺激破损皮肤引起疼痛。

如果孩子有便秘，必须要解决这个问题，因为大便干燥会使肛门黏膜持续受损。有关便秘的内容在第10章有详细描述。

何时应向医生请教？

如果你不能明确肛裂是孩子出血的原因，需要与医生联系。肛裂后出血只有几滴，要注意出血量是否有所增多，是否持续存在，是否与大便混在一起。只要你有任何疑问，都需要与医生联系。

 应进行怎样的检查？其结果能说明什么问题？

肛裂不需要进行任何检查。如果出血是混在大便里而不是覆盖在表面，那出血部位有可能是肠道而不是肛门。如果怀疑有肠道出血，需要留取大便标本进行有关感染、炎症和其他导致肠道出血的检查。

 有哪些治疗方法？

治疗肛裂最根本的方法是润滑肛门，使大便容易通过肛门处。

坐浴也会有帮助，水中含有一些温和的药物成分，可以润滑局部皮肤。

要记住，如果肛裂的原因是便秘，那便要治疗便秘。软便剂很有效，详细的治疗内容参见第10章。

 可能发生的并发症有哪些？

慢性肛裂是一个很难治疗的并发症，原因是在原有的破损处没有愈合前又再次被撕裂所致。肛裂也可能出现出血过多的现象或继发感染。以上这些并发症都非常少见。

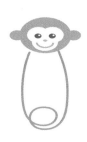

蛲虫感染

婴幼儿体内到底出了什么问题?

蛲虫是一种短小的寄生虫,长约5~10毫米,寄生在人体结肠内,学名为蠕形住肠蛲虫。雌性蛲虫爬至肛门外并在那里产卵,当温度合适(36.7~37.2℃)时卵可以孵育成幼虫。

蛲虫卵通过粪-口途径在个体间传播,擦拭臀部或因为瘙痒抓挠臀部后没有彻底清洁手部,手部就带有蛲虫的卵。接触床单、衣服、卫浴设施、餐具、玻璃器皿、沙盒等后,另一个人会因为触摸这些物品而被感染,当然也会因为握手而直接感染。据估计,美国大约有4000万人患有或患过蛲虫感染。

蛲虫卵进入体内后,在小肠处孵育,1个月后长成成虫并移行至大肠。从卵进入体内到臀部出现瘙痒感大约需要2~4周。

当蛲虫爬出肛门外并在那里产卵时,皮肤会感觉瘙痒,夜间肛周瘙痒是蛲虫感染最典型的症状,尤其是睡眠后。女孩会伴有阴道处瘙痒,因为蛲虫会爬至阴道内。年长的孩子感染后还会出现行为异常,比如多动和烦躁。

父母应该做什么?

孩子感染蛲虫后,很容易发现蛲虫。如果孩子描述肛周瘙痒,让他面朝下趴着并撅起臀部,用手电照亮肛门处,你会看到线样的蛲虫或小的黄色卵。确诊蛲虫感染后就要立即开始治疗,感染不会自愈。

父母在家中可以用一些措施预防蛲虫感染,最有效的方法是彻底清洗手部,还有一些其他的清洁措施,比如每天洗澡、更换内衣裤,也会减少感染的发生。

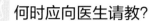 **何时应向医生请教？**

治疗之后仍有瘙痒感并且加重，或孩子把皮肤抓破，都需要与医生联系。

应进行怎样的检查？其结果能说明什么问题？

检查是否有蛲虫感染的试验非常简单，父母和医生都能操作，称作"胶带试验"。让孩子跪着趴在床上，用胶带在肛周处用力粘一下，有时需要使用压舌板帮助压迫周围皮肤。几秒后移开胶带，蛲虫和虫卵粘在胶带上，肉眼很容易看到。

有哪些治疗方法？

治疗蛲虫感染最常用的药物是甲苯达唑，1次顿服，1～2周后重复1次。对于幼儿来讲，他们更喜欢单剂量的咀嚼片。

可能发生的并发症有哪些？

蛲虫卵可以与脆弱双核阿米巴在肠道内共生，后者可引起胃肠道不适，个别病例会导致腹泻出现。

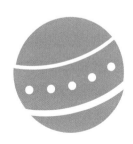

第16章

下肢和足部

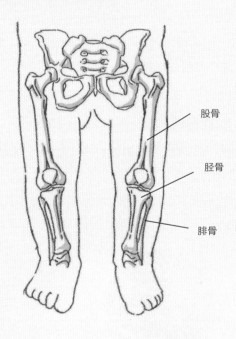

股骨

胫骨

腓骨

下肢骨骼主要由股骨、胫骨和腓骨组成。股骨头嵌入髋臼中。

弓形腿和X形腿（膝外翻）

 婴幼儿体内到底出了什么问题?

随着孩子开始学习走路和跑步，腿形逐渐发生了变化。孩子最初走路呈宽基步态，所以他的腿形看上去像刚从马上下来一样呈弓形。等到两三岁的时候，步基开始变窄，下肢也开始变直。这时，两脚走路时指向内侧，双膝甚至也靠在了一起。学术上将弓形腿称为"**内翻畸形**"而膝外翻的专业术语是"**外翻畸形**"。

多数孩子在七八岁的时候双下肢便不再外翻或内翻而开始变直。但也有个别情况，双腿外翻或内翻仍持续存在，从而造成孩子走路或跑步困难，因而比别的孩子更容易跌倒。

实际上，一定程度的弓形腿是正常的。当腿的一侧较另一侧生长迅速时就可导致腿出现弯曲变形。你可以画一条假想的中线，在正面直对孩子的时候，从头直画至双脚间中点位置。膝盖靠近中线的一边称为**内侧缘**，而远离中线的一边称为**外侧缘**。严重的弓形腿，其靠近膝部的生长板的外侧缘生长速度超过内侧缘，因此骨骼弯曲呈C形，临床上称为**布朗病**。

布朗病

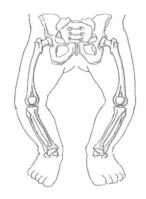

孩子们的腿并不都是直直的，患布朗病的孩子双下肢严重弯曲呈弓形。

膝外翻的发生机理与内翻不同。孩子长到两三岁，腿部的力量逐渐增强，所承受的压力主要施重在双脚的内侧缘。如果孩子脚弓平直或不能将所有的力量均匀地分配在每只脚上时，双腿的内侧缘就会承受更多的重量，因而双脚向身体中线内旋。继而，双踝也会内旋，最后双膝相互靠近。有时甚至两条大腿在靠近中线处相互摩擦。如果孩子将体重转移至双脚的外侧缘时，比如在孩子穿上有脚弓支架的鞋后，他的双膝及大腿就会相互分离，继而脚踝也会变直。

膝外翻

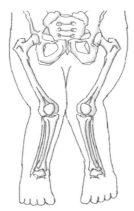

即使膝外翻很严重，通常在一段时间后也能自行恢复变直。膝外翻一般是由踝关节无力或平足造成的。

父母应该做什么？

正常的弓形腿不需要任何处理。对于膝外翻的孩子可以让他们试穿带有脚弓支架的鞋子。

何时应向医生请教？

一定程度的弓形腿和X形腿都属正常。如果孩子因为腿的形状或姿势异常导致他行走或跑步困难时，应请医生看一下以作判断。另外，如果孩子的双腿看起来一侧较另一侧明显外翻或内翻时，也要向医生请教。

多数孩子的弓形腿在3岁左右会自行矫正过来。如果不是这样，可以向医生咨询。严重的弓形腿也可能是其他全身性问题，比如维生素D缺乏性佝偻病造成的。

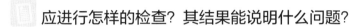

应进行怎样的检查？其结果能说明什么问题？

如果是正常发育过程中出现的膝外翻或内翻，不需要进行什么检查。但如果双腿严重变形或这种变形已影响了孩子的活动，那么就有可能要做X线的检查。

有哪些治疗方法？

过去许多患弓形腿或X形腿的孩子都要做支具或模具的矫形治疗。而今天，随着对这种治疗的认识，人们已经很少再用这种激进的治疗方法了。

对严重而持续的膝外翻或内翻，医生会建议每6个月看1次整形科医生。而利用支具、模具或手术等治疗只适用于一些极端的病例。

可能发生的并发症有哪些？

正常的膝外翻或内翻没有并发症。但如果这种骨骼变形无法自行缓解，或变得更加严重，其所连接的下肢骨骼、肌肉都会受到一定的影响。

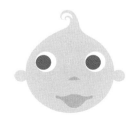

平足

 婴幼儿体内到底出了什么问题?

平足是指沿脚趾根部、脚外侧缘一直到脚跟范围的足底平直。脚的内侧缘通常较其他部位稍高,隆起弯曲形成一个略呈C字的弧形的脚弓,叫作**内侧脚弓**。站立时脚弓尤为明显,因为此时足底只有这个部位不着地。

如果缺乏脚弓会导致双脚内旋,医学上称为**扁平足**,即我们常说的平足。

脚弓是由许多肌肉和韧带组成的,它的形成过程是较为缓慢的。这也正是很小的孩子没有脚弓或仅有一点点的原因。随着孩子慢慢长大,肌肉力量逐渐增强,特别是踝关节处韧带力量的加强都将使双脚更为稳固。孩子长到约2岁时脚弓才开始真正形成,一直到四五岁才完全发育形成类似成人的脚弓。

足底的脂肪过多很容易掩盖住脚弓。小孩子足底上长有脂肪垫是正常的现象。但有时脂肪蓄积在脚弓下,会使脚弓看上去变小。这种平足现象在孩子站立时更为严重,因为这时脂肪垫会积聚在脚弓与地面间的空隙中。而当孩子坐在椅子上双腿悬空时,脚弓就会变得明显了。

所以,如果脚弓不明显或双踝无力时会使足底看上去平直并可导致双足内旋。但通常这些问题都会随孩子的长大而自行缓解。一般不论是暂时的还是长期的问题都不会给孩子造成明显的行走困难。

 父母应该做什么?

其实对于孩子平足父母并不需要做什么,除非孩子抱怨有脚痛。你可以允许孩子在家里光脚走路。但如果外出,一定要让孩子穿上鞋子,以免他被玻璃或钉子等尖锐物划伤。鞋子并不能治疗平足。但你可以选择有脚弓支撑较好的鞋子使孩子感觉更舒服。

何时应向医生请教?

如果孩子告诉你他脚痛时,应及时带他去看医生。平足引起的疼痛多见于足部、脚踝及膝盖处。此外,如果孩子因为脚的姿势异常而出现走路或跑步困难时,也要及时向医生请教。

 ## 应进行怎样的检查? 其结果能说明什么问题?

平足不需要做特殊的检查。医生通过观察孩子走路的情况就可以对他存在的问题进行判断。

 ## 有哪些治疗方法?

有平足的小孩子很少需要进行治疗。但如果问题严重导致孩子出现疼痛或行走困难,就可能要考虑器械矫形了。这种用于矫形的足底支架可以放在普通的鞋子里,可以在孩子走路或跑步的时候支撑脚弓、矫正脚的位置。尽管这种矫形器很有用,但由于孩子生长迅速,因此花费会很大。

很多年以前,有平足问题的孩子都会通过常规使用特殊的鞋子甚至支具等来进行矫正。因此,使用过这些支具的家长往往会担心他们的孩子也会使用同样的治疗方法。然而,近几十年来,关于孩子平足的治疗观念已经发生了巨大的变化。如今,平足通常被视为良性的和暂时性的问题,因此,已不再常规地通过特殊的器械或鞋子来进行矫正了。

 ## 可能发生的并发症有哪些?

平足的并发症主要是疼痛。这种疼痛主要来源于足底承受整个身体重量时发生的变化。正常的足部结构能够很好地承受整个身体的重量。但如果足部的结构位置发生了变化,足部以及脚踝、膝盖等部位的承重方式也会相应地发生变化。如果身体的某些部位难以承受相应的压力时就会出现疼痛。

有些孩子还可能会出现脚趾或脚后跟与鞋子的摩擦，从而导致皮肤出现水疱或硬结。

嵌趾甲

 婴幼儿体内到底出了什么问题?

嵌趾甲是指趾甲嵌入皮肤内，被周围的皮肤所包绕，局部会出现肿胀，有时还会引起疼痛。其中大脚趾最为常见，有时是一侧，但多数是两侧同时存在。

趾甲嵌入皮肤内如同有异物长入体内。异物是一种可以刺激机体引起反应的外来物或某种异位生长的机体自身的附属物。趾甲嵌入后局部会出现红肿等炎症反应。有时皮下还会积脓。趾甲嵌入越深局部触痛就会越强烈。

孩子趾甲嵌入的最常见原因主要还是由趾甲自然生长的方式造成的。拇指甲向外发散呈圆弧形，所以给孩子修剪趾甲常常很困难。如果修剪不当或边缘修剪得太深，周围的皮肤就会将趾甲包裹，趾甲便会长入皮下形成嵌趾甲。

另外，如果孩子的脚趾位置本身有问题也可能导致嵌甲，比如脚趾相互重叠或挤压，受挤压趾甲周围的皮肤便会重新定位生长。如果皮肤被挤压到趾甲边缘，趾甲就会嵌入皮下形成嵌趾甲。

有时这种嵌入生长很隐匿，因而不会造成明显的疼痛。所以，嵌趾甲常见到的仅仅是趾甲周围局部发硬而不伴有红、肿等表现。

♥ 父母应该做什么？

在给孩子剪趾甲的时候，要尽量均匀地修剪靠上方的趾甲，而不宜将拐角处的趾甲修剪得过深，否则很容易造成嵌趾甲。

如果孩子出现了嵌趾甲，可以通过局部按摩的方法来缓解压力。但如果局部出现异常的疼痛或红肿则需要暂停按摩。具体的方法是将手清洁并干燥后横向水平地从趾甲向周围的皮肤进行按摩，按摩时动作要轻柔，或也可以借助润滑剂如凡士林等。在孩子沐浴后进行按摩效果会更好，因为那时的皮肤最柔软。

还可以使用含抗菌成分的药水以减轻局部的刺激性反应。比如可以使用过氧化氢溶液清洁皮肤，或使用如新孢霉素等外用药膏以起到保湿和消毒的作用。

如果周围皮肤已经发炎，请不要再向深处修剪趾甲了。如果必须这样做，一定要请专业人员使用无菌的器械进行修剪。

何时应向医生请教？

如果孩子的趾甲周围出现任何红、肿、热、痛甚至流脓等炎症表现，请及时向医生咨询。

应进行怎样的检查？其结果能说明什么问题？

嵌趾甲本身并不需要进行特殊的检查。

有哪些治疗方法？

导致皮肤炎症和感染的嵌趾甲可能需要拔除。拔除过程应由脚病专家来完成。虽然让孩子安静配合可能不容易，但手术过程其实很简单，属于门诊手术。局部麻醉后，将嵌入的趾甲进行修剪，以免再次长入皮下。如果可以，将趾甲重新进行矫正使其以更好的方式生长，避免再次长回到皮下。

如果嵌趾甲引发了感染，还需要控制感染。如果使用外用药膏或抗生素洗液都无法控制，可能需要使用口服抗生素。口服用药只有在嵌趾甲发生严重感染或感染加重、没有好转时才需要使用。

可能发生的并发症有哪些？

嵌趾甲的主要并发症是疼痛。有时为使孩子的脚趾有足够的伸展空间可能需调整孩子的穿鞋习惯。因为瘦的挤脚的鞋子会使病情加重，而宽松的露脚趾的鞋子则有助于病情的恢复。

另外，感染的扩散也是一个可能存在的并发症。尽管不十分常见，嵌趾甲周围的皮肤一旦发生感染，其他脚趾的软组织也有可能会感染。通常这种嵌趾甲引发的感染不会波及身体的其他部位。

嵌趾甲复发情况并不罕见。所以，即使红肿、疼痛等炎症反应消失后，仍有复发的可能。

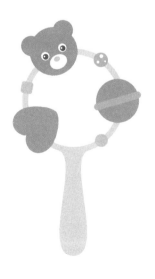

第 17 章

神经系统

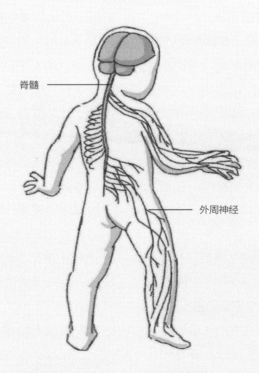

脊髓

外周神经

　　神经系统起源于大脑和脊髓，外周神经组成错综复杂的网络而深入肌肉和器官中。

惊厥

婴幼儿体内到底出了什么问题?

从某种意义上讲,神经与电线的作用相似,它们能把信号从一个地方传递至另一个地方。神经的作用是告诉肌肉、器官或其他神经应该做什么。神经传送信息快速而有效,和电线一样具有绝缘作用,也就是说,它不会干扰邻近神经的功能。

控制身体所有功能的神经最终都受大脑调控,神经功能异常时会发生**惊厥**。惊厥表现为行为的突然改变,比如阵挛、抽搐、节律性震颤,或三者都出现。发生惊厥的根本原因是脑内神经的异常放电。

如何区分良性的震颤和真正的惊厥呢?尝试用力抓住阵挛的肢体,如果阵挛还持续存在,并且你能感觉肌肉有节律地收缩和放松,那就是惊厥。惊厥通常持续1～2分钟,很少超过5分钟。最常见的类型是全身肌肉都参与的,我们称之为**全身型惊厥**或**强直－阵挛型惊厥**;当只有部分肢体参与时,我们称之为限局型惊厥,比如只有右侧上肢表现异常。全身型惊厥发作时偶尔会出现呼吸停止。

某些类型的惊厥无阵挛发生,而是表现为孩子突然停止活动并且瞪视远方,我们称之为**失神发作**。这也是惊厥的一种类型,发作时孩子的眼睛不动并且呼之不应,1～2分钟后自行缓解。简单失神发作时呼吸功能会受到影响。

任何类型的惊厥发作结束后,孩子都会感觉非常疲倦而进入睡眠,除非发作时间只有1～2秒,这种类型的惊厥过后不会有嗜睡的过程,而且发作时间非常短不容易被察觉。

热性惊厥是6个月～6岁的儿童最常见的惊厥类型,是由于短期内体温急剧上升所致,2%～5%小于6岁的孩子发生过至少1次热性惊厥。惊厥表现为四肢节律性、对称性震颤,惊厥过后,孩子会很快进入睡眠。

引起惊厥的原因有很多，包括感染、外伤和毒性物质所致，遗传因素也可以引起惊厥的发生。

如果孩子反复发生惊厥，但不是热性惊厥，会被诊断为**癫痫**。癫痫并不表示孩子有严重的神经系统异常，严重的脑部损伤会引发癫痫，但脑部发育正常的健康孩子也可以发生癫痫。事实上，很多健康的孩子在孩提时代会发生癫痫，但随着年龄的增长会在几年之后自愈。

▶ 父母应该做什么？

第一次出现全身型惊厥要拨打急救电话，同时确保孩子躺在安全的地方并且有人看管。如果已经出现过多次惊厥，要知道应如何应对惊厥，并且及时拨打急救电话。

发生惊厥时不要往孩子口中放任何东西，虽然往孩子口中放些东西能防止他咬伤自己的舌头，但会引起其他并发症。

发生惊厥时会出现呕吐，使呛咳的发生概率增高。如果发生呕吐，为防止发生误吸使孩子的头偏向一侧。重要的是不要往孩子口内放任何东西。

如果发生惊厥时孩子手里正拿着坚硬的物品，比如剪刀或笔，会容易弄伤自己。最好的办法是在惊厥开始时，把他手中的物品拿走。

发生惊厥时孩子会摔倒，或从沙发或床上滚落下来，所以在惊厥发作时要把孩子移至安全的地点，比如地板上。

如果是热性惊厥，在惊厥停止后尽快给孩子服用解热镇痛剂，牢记要等惊厥停止后再服药。如果你不能明确孩子是否有发热，先测量体温。虽然年长的孩子可以使用口表，但建议使用肛表。如果体温高于正常，可以使用对乙酰氨基酚或布洛芬，没有医生的允许不能使用阿司匹林类退热药物。退热药物药效消失后体温会再次升高，要监测体温的变化以防止惊厥再次发生。

如果孩子表现为间断的抽搐或其他你认为是癫痫的异常行为，可以用录像机记录下来给医生看。

何时应向医生请教？

孩子首次发生全身型惊厥时要拨打120或999急救电话，到了急诊室后医生会进行检查。孩子有惊厥发作时要先拨打120或999急救电话，而不是先与医生联系。

当孩子发生惊厥时父母总想第一时间联系医生，但先要正确应对惊厥，之后再联系医生。

应进行怎样的检查？其结果能说明什么问题？

孩子发生第一次惊厥后要明确病因。如果惊厥多次发作，通常原因是一样的，不需要进行重复的检查。

为了明确惊厥的原因要进行一些简单的筛查，包括全血细胞计数、血电解质、血糖、尿常规、尿液培养和脊椎穿刺检查。有关检查的内容在第19章有详细描述。经过这些检查后通常可以明确原因，要注意惊厥本身可以干扰检查结果，医生会结合临床表现分析化验结果。

除了这些化验检查以外，可进行脑部影像学检查以进一步明确惊厥的原因。CT扫描或核磁共振成像检查可以明确有无占位病变、外伤或出血、头颅骨折或脑部感染的迹象，以上原因都可引发癫痫。

也可以做脑电图检查脑电波活动是否正常。将电线连接至头皮后记录大脑的细微电波活动，有助于寻找惊厥的原因。

有哪些治疗方法？

根据癫痫的发生原因决定治疗方法。如果孩子既往发生过热性惊厥，体温增高后要迅速降温。如果孩子有细菌感染，要使用抗生素治疗。

如果CT扫描、核磁共振成像或脑电图检查有异常，根据病因治疗方法有所不同。由于脑结构或功能异常引起的癫痫很少见，在本书中不作详述。

如果孩子有反复发作的惊厥，为了控制惊厥的发生会使用抗惊厥药。

可能发生的并发症有哪些?

最常见的并发症是呼吸停止。发生惊厥时神经有异常放电，肌肉同时受到刺激，正常的功能就会被抑制，比如呼吸。在极个别的情况下，发生惊厥时孩子会出现脸色青紫，需要进行心肺复苏，惊厥停止后会恢复正常呼吸。

呕吐会造成误吸，引起肺部感染（肺炎），但非常少见。

在惊厥发作时也会造成**头部外伤**，孩子会从沙发或床上滚落下来或摔倒。如果发生了这种情况，需要明确孩子是否患有脑震荡。惊厥时也会伴随呕吐（有时）和嗜睡（经常），所以要确认孩子是否伴随脑震荡很困难，此时需要带孩子就诊并进行CT扫描检查。

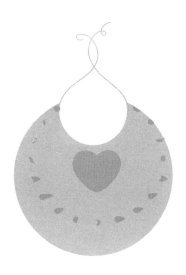

第18章

18

全身性问题

发热

 婴幼儿体内到底出了什么问题?

一天中体温有波动属于正常的现象。当你在做运动或盖上毯子睡觉时体温会上升；而如果你在冷水中游泳或在户外活动时间过长体温就会下降。孩子和成人一样，体温都会出现波动。

体温上升超过正常波动范围时称为**发热**。正常时平均体温为37℃(98.6℉)。一般认为体温超过38℃(101℉)即发热。

当出现发热时，机体会通过其自身的调节机制来降低温度。这时，心脏跳动会加快，血管会扩张，使皮肤充血发热。血液会流向外周通过皮肤散热来使温度降低。

多数时候，发热对机体并无害处，而是机体对炎症或感染的一种防御反应。如果温度不是很高，机体能够通过自身的调节使体温下降。尤其是在低热的时候，即体温在37.2~38.1℃ (99~100.5℉)。

如果体温上升至38.2~40℃（101~104℉），表明孩子确实有发热，但仍不必太紧张。体温在此范围时，孩子通常会有些反应迟钝或不舒服，出现食欲减退，但应该还愿意喝水。这时候借助一些退热的措施可以帮助孩子增加胃口、缓解疼痛等不适，让孩子感觉更舒服些。

体温高于40℃则属于高热。这种高热对于小孩子其实并不少见。事实上，很多孩子都会有过一两次这种程度的发热。体温达到此高度时，机体就很难通过自身的调节来降温。这时就需要使用解热镇痛剂或其他的退热措施来帮助降温了。

 父母应该做什么?

在孩子可能出现发热的时候，父母最需要做的就是测量孩子的体温。因为只有了解了孩子的体温后才能决定是否该给解热镇痛剂。此外，医生向你询问病情时，也会向你问及孩子的体温。

测量孩子体温的方式有很多种。老式的那种细长的玻璃管式的水银温度计是过去最为常用的方法，但现在已经基本被淘汰了。目前，常用的都是塑料的、数字式的、不含重金属的体温计。

直肠测温（肛温）是最为准确的体温测量方式，但多数孩子都不能很好地配合这种检查。测量时将体温计的头端插入肛门中约0.5英寸（约1.2厘米）即可，一般使用的是数字式体温计。你也可以在肛门周围涂上些凡士林等润滑剂使操作更为容易。插入后孩子虽然感觉有点儿奇怪，但不会造成疼痛。

有些大点儿的孩子可以进行**口腔温度**的测定。测量过程很简便：把干净的数字体温计放在舌下，几秒后即可读数。相比传统的水银体温计至少需要2~3分钟要快很多。

此外，还可以测量腋下的温度，称为**腋温**。即把体温计夹在胳臂（腋窝）下直接等待读数。测量本身很简单，但测量的过程中手臂需要一直紧贴身体。否则，受环境温度的干扰测量的结果会不准确。

近年来，测量**耳温**变得很普遍。将耳温计放入耳道中，按下按钮后通过耳膜反射的红外线强度来测定体温。耳温测量只有在外耳道空间大且结构平直时才可使用，否则就无法接收到从耳膜反射的光。因此，耳温测量更适用于大点儿的孩子而不适用于较小的孩子。另外，如果耳垢很多堵塞了外耳道，测量的结果也会不准确。

对于非肛温测量的准确性存在很多异议。尽管耳温和口腔温度都能反映体温，但可能会有至少1度的误差。同时，如果孩子不能配合检查，测量的准确性会更无法保证。其他可选择的测量方式，比如纸条式测温仪，可以放在额头上测量，尽管操作相对容易，但结果却不够可靠。

如果体温超过38℃(101℉)，孩子可能会感觉不舒服。这时可以通过以下措施帮助孩子退热以缓解孩子的不适：

洗温水澡可以帮助降温。但首先要确保水温不能太低，否则会起到反作用。因为水温太低，孩子就会试图减少体内热量的丢失，从而造成体温更高。如果孩子不愿意洗澡，你可以采取额头和胸部局部冷敷的办法，也很有效。此外，应让孩子穿宽松、透气的衣服，甚至不穿衣服。

有些家长选择在胸部酒精擦浴的方法。尽管此方法并无危险，但由于酒精可以使皮肤变得干燥和敏感，因此不推荐使用。

非处方类退热药退热效果都很好，这些药物会在治疗一节中再详细介绍。

何时应向医生请教？

如果孩子除了发热还伴有其他症状，比如极度的疲倦（嗜睡）、反复的呕吐、广泛性的皮疹或伴有行为的改变等都需要告诉医生。另外，如果孩子体温超过40℃（104℉）或用一般退热办法都无法控制时，都应及时向医生请教。

应进行怎样的检查？其结果能说明什么问题？

是否需要做相关的检查取决于孩子的一般情况。若孩子进食和睡眠都很好，也可以正常地玩耍，体温只是低热或能够很好地控制，都表明孩子病情轻微，因而不需要做特殊的检查。但如果孩子有高热，或行为表现异常，比如睡眠比平时异常增多或减少；拒绝进食、饮水；行为情绪化；伴有头痛、耳朵痛、嗓子痛、腹痛或腹泻等，说明体内某个部分可能发生了感染。此外，如果持续发热超过5～7天也说明可能存在感染。虽然单一的上述表现可能不能说明什么问题，但多种表现综合在一起则提示可能存在着某种感染，需要通过化验检查进一步明确并及时予以治疗。

具体要做的检查项目需要根据医生在检查孩子时发现的情况决定。如果孩子咽喉红肿伴有感染时，医生可能会建议做咽喉部的**链球**

菌培养。如果孩子有排尿时疼痛，或尿液有臭味儿，则可能需要做尿液培养的检查以排除**泌尿系感染**。在流感季节，如果孩子出现流感样症状，比如严重的肌肉痛和呕吐等，可以通过检测鼻腔或咽喉部的黏液来明确是否存在**流感病毒感染**。另外，如果孩子分泌物异常增多，咳嗽有黏液并伴有呼吸困难时，可能要取鼻腔分泌物做**呼吸道合胞病毒**的检测。上述这些检查有的可以在门诊进行，有的则需要送到特定的化验室或医院。

如果孩子有持续性发热（超过5~7天）并且原因不明，或者孩子看上去很难受，可能要考虑做包括血常规和血培养在内的血液相关检查以及尿常规等检查。病情严重的还要考虑做腰穿及脑脊液的检查，同时要准备住院治疗。

如果发热的同时还伴有咳嗽或呕吐，可能还需要做X线检查。具体要依据孩子的病情以及医生对孩子病情的判断来决定。

有哪些治疗方法？

有两类口服的非处方类退热药：对乙酰氨基酚和布洛芬。其使用剂型包括婴儿用滴剂、儿童用悬液及儿童用咀嚼片。此外，对乙酰氨基酚还有肛门栓剂。

对乙酰氨基酚服用并无年龄限制。服用剂量根据孩子的体重按10~15毫克/千克计算。计算要准确，因为过量可能会造成毒性反应。要仔细阅读一些止咳药和感冒药上的标签，因为这类药中很多都含有对乙酰氨基酚成分。所以，不要一次同时给予含有对乙酰氨基酚成分的两种药物。

而布洛芬只可应用于6个月以上的儿童。服用剂量同样按体重计算，即10毫克/千克。

药物剂量通常会写在瓶子的背面。有时推荐的剂量读起来很难明白，因此如果你对服用剂量有疑惑，请及时与医生联系。

如果孩子有高热，而且对任何一种退热药物都没有反应时，你可以同时或交替使用对乙酰氨基酚和布洛芬。具体的用法可以向医生进行咨询。

所谓"儿童阿司匹林"，其实仅适用于青少年和成人，而不适用于婴儿和儿童。由于阿司匹林可以导致瑞氏综合征，因此它不能作为常规药给予小孩子服用。个别情况下，由于特殊需要才能给小孩子使用，而且一定要在医师的监管下。

如果确认发热是由某种感染所致，还需要药物来控制感染。如果是细菌感染需要使用针对致病菌的抗生素。一般来讲，使用抗生素24～72小时内发热即应得到控制。而病毒感染，由于没有特殊的药物可以应用，因此只能等待疾病的自然好转，其间可以使用解热和止痛药来改善症状。只有两种特殊的病毒流感病毒和单纯疱疹病毒感染例外，因为它们可以通过抗病毒药物来治疗。

可能发生的并发症有哪些?

最为常见可能也是最令人害怕的并发症是**热性惊厥**。热性惊厥发生在体温骤然上升时。具体的内容已在第17章中介绍。

感染可以从身体的一个部位扩散到另一个部位，也可以从一个孩子传染到另一个孩子。一个典型的例子就是病毒性感冒（上呼吸道感染）可引起中耳积液，并最终导致中耳发炎。因此，如果孩子发热症状日渐好转但又突然加重时，要注意继发感染的可能。

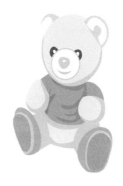

脱水

 婴幼儿体内到底出了什么问题?

水分是人体内最主要的组成成分,其重量占体重的绝大部分。日常生活中,人们通过出汗、流泪、唾液、排尿、排便甚至少量地通过呼吸丢失掉水分,同时再通过进食食物及饮水来补充水分。

孩子发生脱水时体内的体液就会大大减少。其原因可能是摄入减少(由于拒绝进食、饮水)或是排泄过多(通过呕吐或腹泻),也可能二者都有。怎样才能发现孩子发生脱水了呢?简单地说,就是孩子会变得"干燥":比如孩子排尿会减少,而且尿液的颜色较平时发深;另外,孩子在哭闹时眼泪也会减少,同时口腔内会变得干燥,连舌头也会像砂纸一样变得粗糙。

孩子发生脱水的最主要原因是**胃肠型流感**。即医学上说的胃肠炎。患胃肠炎的时候,孩子由于呕吐和腹泻会丢失体液。但如果孩子不愿意喝水或很难耐受的话就难以补充丢失的体液。这样一来很容易造成脱水。

其他可以造成呕吐或腹泻的疾病也可以导致脱水。其中包括肠道梗阻(比如由疝气所致)、食物过敏、感染、肠道炎症(比如乳糜泻)等。任何一种情况都会导致孩子体液丢失量大于摄入量,继而发生脱水。

孩子因某种原因拒绝饮水也是导致脱水的主要原因。正如前面提到的,人在一天中会通过多种途径丢失很多水分,如果不及时补充,体液总量的维持将无法保证。口腔和咽喉部的感染即可导致小孩子拒绝喝水。比如柯萨奇病毒感染引起的手足口病以及A族β溶血性链球菌引起的**链球菌性咽喉炎**等都可以造成孩子口腔咽喉部疼痛而无法进食、饮水。严重时,甚至连唾液都无法吞咽。

脱水按程度分为轻度、中度、重度三型。由于水分占身体比重的绝大部分，因此水分的丢失会导致体重的下降。所以，通过体重的下降情况即可评估体液的丢失及脱水的严重程度。

脱水的程度	体重下降比例
轻度	3%~5%
中度	6%~10%
重度	>10%

　　然而多数情况下，我们并不知道孩子生病前的准确体重，所以很难通过体重的下降程度来评估孩子脱水的情况。因此，我们主要还应根据孩子的临床表现来作判断。**轻度脱水**的孩子嘴唇会显得干燥，但口腔内仍保持湿润。排尿相对正常，哭时仍有眼泪。而**中度脱水**的孩子不仅嘴唇干燥而且唾液分泌减少，排尿次数也比正常减少，但至少每24小时仍有3次以上，哭时仍可有泪。**重度脱水**的孩子精神极差。嘴唇及口腔黏膜都很干燥。哭时无泪，排尿的次数也显著减少，有时24小时仅有1次排尿（有时甚至没有）。还常常看到眼窝凹陷，极度乏力。此外，皮肤也失去弹性，所以在皮肤被捏起时会形成一个"幕"状。

♥ 父母应该做什么？

　　对父母来说最重要的是能够认识到孩子何时发生了脱水。如果孩子仅为轻度的脱水，要尽量地帮他补充液体。超市和药店都有脱水时补液用的饮料，这种饮料中含有可以替代腹泻时所丢失的电解质等成分。然而，如果持续饮用这种饮料超过24小时而不补充其他营养的话还是会有危险。况且，大多数这样的电解质饮料味道并不好。因此，除此之外还要给孩子补充些较清淡的液体、稀释的果汁、没有气的苏打水或淀粉水，比如米汤等。

　　然而，由于这时孩子通常只能喝水还不能开始进食，体内的能量维持及摄入都会受到影响。最终，孩子会因缺乏能量而出现虚弱和疲倦。

　　给孩子口服补液的关键在于速度要缓慢。如果孩子一直在呕吐并出现口渴时，要避免一次给孩子饮用大量的水，否则刚喝进的水很快又会吐出来。而一小口一小口少量缓慢地补充可以使喝进的液体在体内停留得更久。你可能会觉得奇怪，这么少量的液体，有时甚至是每隔5~10分钟只喝1匙水能否起到作用。其实，刚开始时这一点点的补充足够了。但有时小孩子在口渴时，如果你依然缓慢地给他水喝会让他感到不安。简单的解决办法就是让孩子吸吮一块用水浸湿的毛巾，或让孩子吸吮冰棒，都可以使他平静下来。而最糟糕的做法就是把一大杯水放到孩子面前，但要求孩子只许喝一点儿。

如果孩子只有腹泻，可能不会影响他进食固体或液体食物，但这些食物往往未经吸收就直接排了出去。为了能使大便成形，你可以给孩子吃一些温和、刺激性小的食物甚至是会导致便秘的食物，比如米、面、饼干或香蕉等。过去传统的腹泻饮食建议是BRAT方案，即香蕉、大米、苹果汁和烤面包。但实际上只要是温和、无刺激的食物都可以。如果孩子想吃鸡肉其实也无妨。但要避免吃辛辣的、甜的食物和奶制品。辛辣的食物会刺激胃肠，甜食会通过吸收水分使腹泻加重。而奶制品几乎会使腹泻瞬间加重。如果孩子坚持喝牛奶，可以用豆奶或奶糊代替牛奶，并稀释后再喝。

如果孩子脱水是由疼痛并且拒绝喝水导致的，可以给予止痛药来缓解疼痛，比如对乙酰氨基酚或布洛芬。二者止痛效果都很好，但布洛芬会使胃肠道略感不适，特别是对于已经有腹痛的孩子。还有一种止痛药"神奇的漱口水"，它含有氢氧化铝、氢氧化镁合剂和苯海拉明抗过敏溶液，它会在口腔咽喉部形成一层保护膜以减轻炎症导致的疼痛。

何时应向医生请教？

如果孩子因脱水而导致虚弱无力，请及时向医生请教。如果孩子出现嗜睡而无法唤醒，请立即拨打120或999急救电话。

任何时候,如果怀疑孩子脱水程度较重时,也要立即与医生联系。出现脱水的征象包括口唇干燥、唾液减少、哭时无泪和尿量减少。

如果孩子只有腹泻而不伴有脱水、精神好、进食和饮水正常,即可不必担心。但如果腹泻持续超过2周,应该让医生知道。另外,如果大便中带血也应向医生请教。

应进行怎样的检查？其结果能说明什么问题？

称量孩子体重的变化是判断孩子是否发生脱水的简单方法。如果孩子最近刚称过体重,即可测量出体重的变化。如果没有,至少可以知道孩子现在的体重并作为基础值以评估孩子之后几天的变化。

此外,还应根据可能导致腹泻的病因做进一步检查,比如大便的检查以排除病毒、细菌或寄生虫的感染,而血常规和血培养的检查可以明确感染是否发生了血液的扩散。如果发生严重的呕吐或腹泻,还需要检查血液中的电解质水平以判断是否发生了电解质的失衡。有时还会检查尿常规和尿液的培养,因为呕吐也可由泌尿系感染导致。

影像学的检查,比如X线和CT扫描,可以直接看到肠道以及肠道周围可能引起肠道反应的异常结构图像。这些检查可以帮助除外如肠道梗阻、阑尾炎及其他可能的致病因素。但如果仅仅是普通的呕吐和腹泻一般不需要做这些检查。

有哪些治疗方法？

脱水的孩子需要给予补液的治疗。而最简单的方法就是让孩子喝水。但如果孩子不能或不愿意喝水时,就需要通过静脉输液了。

如果孩子能接受经口补液并且能够耐受时,应优先选择口服补液。为了帮助孩子接受口服补液,医生会为孩子开一种可以帮助止吐的药物。最为常用的是异丙嗪,可以口服或使用栓剂。

如果孩子不能耐受口服补液或孩子有严重的脱水无法通过口服来补充液体时，应给予静脉输液。一般情况下，静脉输液后孩子很快就会好起来。但多数医生会仔细观察直到孩子逐渐能接受口服补液时才慢慢将输液减停下来，因为谁也不想再给孩子多扎一针。静脉输液的总量取决于孩子脱水的程度，比如中度程度的脱水补液一般需几个小时，如果是重度脱水则可能要补液长达几天。

最终，导致脱水的潜在的病因还应予以治疗或等待其自行好转。病毒和多数细菌的感染常为自限的过程，不需要特殊的药物治疗。但有些则需要进行治疗，比如肠道的寄生虫感染。此外，还有些机械的因素会导致呕吐，例如肠道梗阻。这种情况下，可能需要介入外科手术。

可能发生的并发症有哪些？

严重的脱水未经治疗可能会危及生命。因为水是血液中的重要组成成分，一旦缺失血液便会干涸。如果血容量太少，人就会出现**休克**。供应头部的血流量太少或电解质失衡还可出现**惊厥**。极少见情况下，还可导致死亡。

疝气

婴幼儿体内到底出了什么问题？

疝气是体内的某一脏器通过组织的异常缺损向外形成的一个凸起。常见的是肠管通过薄弱的肌肉向外凸出形成的疝。疝气可以发生在身体的任何地方，小孩子最常见的两个部位是腹股沟区和肚脐处。

腹股沟区的疝气是肠管通过薄弱的盆腔肌肉组织向外膨出形

成的。可以出现在沿腹股沟至阴囊的任何地方。这种疝气最常见于男孩，因为胎儿在母体内发育的过程中，睾丸会通过一个开放式的管状结构**鞘状突**一同下降到阴囊中。因此，鞘状突实际上是腹膜在腹腔外的延伸。正常情况下，在孩子出生前鞘状突会自行萎缩闭锁。如果它没有闭锁或闭锁不全，即会形成一个通向阴囊的开放式通道，肠管也随即通过此腔隙突向体表形成疝气。这是典型的疝气，称作**腹股沟疝**，约占人群中疝气发病的80％。尽管它更常见于男孩，但女孩中也可有发生，只是在女孩中更容易疝气的组织是卵巢和输卵管。

　　体内其他的地方也可以发生疝气。在腹腔中，有一块垂直于肋骨与盆腔间生长的肌肉。肌肉束间相互平行并通过一层坚韧而又厚实的筋膜组织从上至下连接起来。如果肌肉与筋膜之间连接不紧密出现空隙时，肠管即会通过这些空隙向外膨出。其中最常见的就是在脐及其周围区域，发生疝气时脐部凸起看上去就像个电源插座。这种疝气称为**脐疝**。它实际上是一种囊状的结构通过腹壁的组织和肌肉间的缺损即脐环向外凸起而形成的。

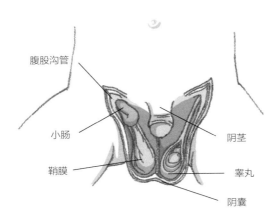

腹股沟疝是肠管通过腹股沟管的组织薄弱处向外凸出形成的。通常是在用力（比如哭闹）时，在腹股沟处可见一隆起形成。

疝气体积有大有小。有的可终身存在，有的则时隐时现。通常见到的隆起的疝气多是在孩子用力时，比如哭闹、使劲儿或咳嗽，腹腔内压增加使得如小肠通过腹壁的肌肉的缺损处向外凸起而形成的。尽管这些疝气都向外膨出，但多数仍可回缩回去。

一般情况下，在隆起的疝气上面轻轻按压，就可以很容易地使疝气回缩回去。但如果在孩子用力时就很难做到了。等到孩子安静下来，应该可以很容易地使凸起（暂时的）的疝气回缩回去，这在医学上称为复位。

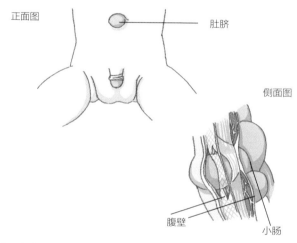

正面图　　　　　　　　　　肚脐

侧面图

腹壁　　　小肠

脐疝是由于腹壁肌肉的薄弱造成的，在用力腹腔内压增高时（比如哭闹），肠管即会通过腹壁的缺损处向外膨出形成疝气。

♥ 父母应该做什么？

如果发现孩子出现疝气，你可以在膨出处稍稍按压以检查凸起物是否能够复位，也可以暂时不做任何处理。

事实上，你不可能也无法使膨出的疝气永久性地回缩回去。有这样一种古老的做法：用一根绳系住一枚硬币并在孩子的腰间包绕一圈，这样做可以防止孩子出现脐疝时肚脐向外膨出。但很可能在你这样做之前脐疝已经存在，因此这种做法也无济于事。

何时应向医生请教？

如果疝气无法复位或疝气周围组织出现红肿、发热时，应及时带孩子去看医生。如果孩子还同时伴有呕吐、疼痛难忍或发热等症状也应立即与医生联系。孩子在哭闹或用力时由于压力增加，疝气常会向外凸出而难以复位。

如果你是第一次发现孩子有疝气并且能够复位时，请把这一情况告诉医生。尽管这种表现尚不属于急症，但也要让医生了解孩子的情况。

由于疝气可以发生**嵌顿**，因此在孩子伴有呕吐和急性疼痛时要多加小心。当肠管卡在肌肉中出现肿胀无法再复位时即意味着发生了嵌顿。严重时，嵌顿疝还可发生**绞窄**。这时，供应这段肠管的血流及其所含重要营养物质包括氧气等都会发生中断。

嵌顿疝与绞窄疝都属于急症。而绞窄疝必须紧急实施手术治疗，否则缺氧的肠管会发生坏死、丧失功能，并形成一个潜在的感染灶。嵌顿疝虽然不一定需要紧急手术，但也要让（外科）医生及时地检查以防止发生绞窄。因为单纯从外观上很难区分孩子是发生了嵌顿疝还是绞窄疝，必须由医生检查或通过超声才能判断肠管肿胀和局部血流的情况。

应进行怎样的检查？其结果能说明什么问题？

轻压疝气看膨出物是否可以复位是检查疝气最直接的方法。包括你和医生都可以给孩子做此检查。如果膨出的疝气不能轻易地复位，说明疝气可能发生了嵌顿或绞窄。

如果发生了嵌顿或绞窄，需要借助超声来了解发生嵌顿的肠管是否仍有血液供应，并帮助医生决定是否需要行紧急手术。

有哪些治疗方法？

对于正常的可以复位的疝气，其治疗方法取决于疝气发生的部位。约95%的脐疝在孩子2岁时会自行恢复。但如果孩子超过2岁疝气仍未闭合，出于美观的考虑可以选择通过手术将疝气复位。

但腹股沟疝却很少能自行闭合，往往要借助手术进行修复。尽管对于可复性疝并不需要急诊手术，但多数外科医生还是会建议尽早行手术治疗以避免日后发生嵌顿或绞窄。

由于腹股沟疝多表现为一侧发病，因此对另一侧的治疗意见还有争议。有些医生认为如果对一侧疝气进行了修复，那么另一侧也需要同时接受检查。如果将对侧的鞘状突进行了缝合就有可能避免今后发生疝气及并发症的可能。而另一些医生则意见不同，他们认为只有孩子有较高的发生双侧疝气的可能性时才应选择双侧同时手术。

所有的绞窄疝和一部分嵌顿疝都必须行急诊手术。其区别只是如果发生嵌顿还可以有几个小时的时间安排手术，而如果发生了绞窄疝一定要紧急处理，尽快安排手术。手术是将卡在肌肉缝隙间的肠管还原回去，并将缺口缝合。有时嵌顿的肠管会出现肿胀或血流明显减少。严重时，由于缺血缺氧肠管甚至会发生坏死并丧失功能，因而需要手术予以切除。

可能发生的并发症有哪些？

疝气最为严重的并发症即发生嵌顿或绞窄，但发生率极低。记住，当孩子有哭闹的时候，疝气通常都很难复位。

一旦疝气发生嵌顿或绞窄，肠管也会出现梗阻，继而孩子会出现呕吐，并最终可能导致脱水。此外，发生绞窄疝时孩子也肯定会伴有疼痛的表现。

屏气发作

婴幼儿体内到底出了什么问题?

屏气发作可以描述为:患儿屏住呼吸直到口唇青紫甚至出现昏厥。屏气发作通常是由患儿因受到外界的刺激而导致自己生气、受挫、受惊、害怕或不舒服引发的。他先会大哭,但很快会变得安静、呼气,然后停止呼吸。随之孩子的身体会变得苍白或发青,甚至会丧失意识。通常在几秒后,患儿会苏醒并恢复正常活动。整个发作过程可持续数秒到半分钟不等。

这种屏气发作是无意识的,与其他行为或身体问题无关。一些患儿屏气发作不是很频繁(可能每几个月发作1次),但也有一些患儿可能是每天发作数次。第一次发作通常是在孩子6~18个月大时。一半儿有过屏气发作的患儿会在5岁前停止发作。几乎所有患儿会在7岁前停止屏气发作。

没有人能够真正解释为什么有的孩子会出现屏气发作而有的孩子不会。而且,患儿体内到底出现了什么情况也没有人能完全弄明白。有一种理论认为,在患儿深呼气后出现过度通气可以减少返回心脏的血流,这就意味着几秒后回到脑部的血流也减少。因此,患儿的身体会出现苍白或青紫,以及出现昏厥表现。另一种理论认为,有屏气发作的孩子较没有屏气发作的孩子会出现显著的血压下降。此外,在受到刺激后,孩子出现血压下降,心脏血流减少,最终导致脑部血流减少。

最初,人们很难将屏气发作和惊厥区分开。然而,屏气发作常由诱因导致,并且发作时几乎会伴有大哭,而惊厥并不是由特别的刺激诱发所致,而且几乎不伴有大哭。此外,在屏气发作时,家长会注意到孩子的心率会显著下降。而在惊厥时,孩子的心率反而会升高。最后,多数孩子出现惊厥后会极度嗜睡,而在屏气发作后仅有短暂的、持续几秒或数分钟的疲乏无力,甚至更多时候会毫无疲倦感。

父母应该做什么？

如果怀疑孩子有屏气发作、不知道孩子的身体为什么会变青紫并停止呼吸时，家长应开始给孩子进行心肺复苏。但通常就在家长做决定的时候，孩子的屏气发作已经停止，他也会随之苏醒过来。

不论孩子屏气发作时表现如何，家长都不用做任何事情。孩子会自行恢复呼吸并苏醒过来。家长可以将孩子移到安全的地方，例如，把他平放到地上，并将其手中的物体拿开。

治疗屏气发作最好的方法其实就是预防其发生。如果家长知道自己的一些反应或行为会诱发孩子屏气发作时，应避免在孩子面前出现这种反应或行为。同时，还应继续给孩子设立规矩。不要因为孩子有屏气发作就放弃正确的教养方式，以不引起孩子的过度反应和严重受挫为宜。

 ## 何时应向医生请教？

如果孩子有屏气发作，一定要让医生知道。如果家长不确定孩子是否发生了屏气发作，请打电话询问医生。

 ## 应进行怎样的检查？其结果能说明什么问题？

如果医生不能确定孩子是屏气发作而不是惊厥时，他很有可能会通过一些检查来除外惊厥。比如，脑电图检查、一些影像学检查（像CT扫描或核磁共振成像）。有关惊厥的诊断和处理在第17章中有详细的介绍。

有时屏气发作还会引发我们对患儿心功能的担心，特别是当发作引起孩子的身体出现青紫时，这时医生可能会需要给孩子进行心电图和超声心动图及胸部X光片的检查来进一步排除。

有时，还要给患儿做些血液的化验，比如检查血红蛋白和血清铁蛋白，以除外有无贫血（由缺铁所致）问题，因为这也可能是导致孩子屏气发作的原因之一。但其实大多数人认为这些化验都是不必要的。

有哪些治疗方法?

屏气发作没有特异性的治疗方法。多数患儿会在3岁前自行缓解,所有患儿也都会在7岁前自愈。尽管如此,控制导致孩子屏气发作的诱因还是可以减少他屏气发作的次数,特别是对于那些每天都屏气发作很多次的孩子。

有一种理论认为,补充铁剂可以减少屏气发作的频率。最初认为,有屏气发作的患儿常伴有贫血症状,因此如果能有效地改善贫血症状,孩子屏气发作的次数就会相应地减少。但后来发现,即便患儿没有贫血症状,但经铁剂治疗后也会减少屏气发作的次数。因此,有医生建议给所有有屏气发作的患儿每天补充铁剂进行治疗。

可能发生的并发症有哪些?

没有孩子会因为屏气发作而死亡。尽管患儿在发作时的表现很严重,很多还会出现身体青紫和意识丧失,但屏气发作本身还是一种良性的疾病。

屏气发作最常见的并发症可能就是由昏厥导致的损伤。昏厥可以导致脑外伤或肢体骨折。如果孩子在发作时正好手中拿着锋利的东西,如剪刀,可能会弄伤自己。

有一种非常少见的情况,即患儿的心电图显示为**长QT综合征**。这种心律失常是导致成人和儿童发生突然死亡的危险因素。在儿童的屏气发作中,这种长QT综合征常见于由激动所诱发的屏气发作,而不是那种由生气或惊吓所致的屏气发作。做心电图检查是最好的除外长QT综合征的办法。如果确认孩子患有长QT综合征,他可能会被推荐给儿童心脏专科医生再做进一步的评估。有一点需要知道,有屏气发作的儿童的心电图通常是正常的,而在没有屏气发作的儿童中也可出现长QT综合征。

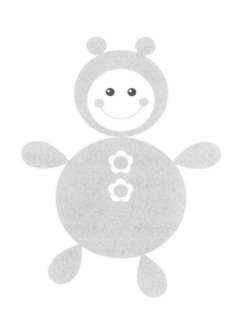

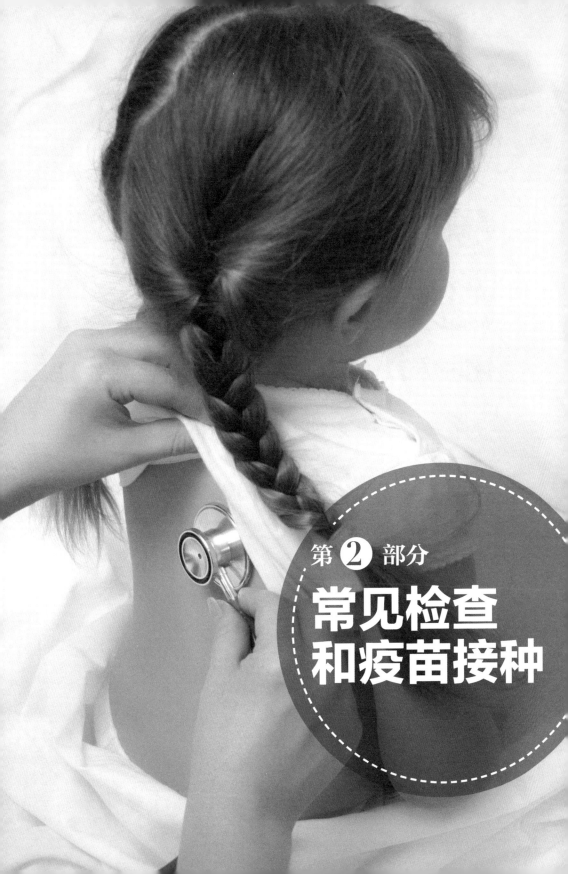

第 **2** 部分

常见检查
和疫苗接种

第19章

化验和X线检查

血培养

血培养是为了证实血液是否受到感染。

与其他血液检查不同，认真清洁皮肤后才能抽取血样，这样可以避免血液被皮肤上正常寄存的细菌污染。首先选择取血部位，用止血带从取血点的上部扎紧肢体。止血带的压力可阻断静脉血流，形成静脉充血。针头插入静脉后，用针管或试管收集血液标本。取血完成后去除止血带，拔出针头，并用纱布或绷带压迫并覆盖穿刺点。

血液标本被放置于不同的培养环境中，有些环境中有氧气，有些却没有，每个培养环境都有特殊的营养物质。标本保存于温热的环境中48～72小时，甚至更长些。细菌、病毒、真菌都可以进行培养，通过细菌和其他致病菌的生长形式和外观特点来进行鉴别。将抗生素种植于细菌菌落上，如果细菌停止生长，就证实该细菌对此种抗生素敏感。这个方法可用于分辨对多种抗生素都耐药的细菌。

有时需要重复检测血培养，因为多次检测可以获得比较准确的结果。每次都要使用不同针头穿刺来获得血液标本。

取血进行血培养时，需要非常严格的取血操作，其目的是为了获得不受污染的血样。如果想获得其他不需严格无菌操作的血样，倒是可以一同抽取。比如为了同时获得全血细胞计数检测的血样，可以通过一次穿刺获得血液样本。但是必须先获取血培养的血样后，剩余样本才能进行全血细胞计数的检测。获取血液标本的顺序决不能相反。如果不久前在某一部位上刚取过普通的血液标本，再需要获取血培养标本时，必须重新消毒穿刺部位的皮肤。

血气分析

血气分析可以测定血液中氧气和二氧化碳的含量，以及血液的酸碱度。

血气分析需要采集动脉血液。因为动脉位置较深，不像静脉可以从皮肤表面看出轮廓和走形，所以进行动脉穿刺比较困难。实际上，通过触摸来确定动脉的位置要相对容易一些，心脏的跳动使动脉有搏动感，静脉则没有搏动感。

正常血氧水平应大于85毫米汞柱，如果吸入额外的氧气，血氧水平会更高。如果心脏或肺脏有疾病，血氧水平会非常低。通过肉眼你很难辨别一个人的血氧水平是否很低，外观表现不明显。

如果血氧水平低于50～60毫米汞柱，表现为皮肤苍白，这时需要供给氧气。当血氧水平降得非常低时，心脏会越来越努力地工作，试图获得更多的氧气以满足机体需要。

血气分析通常需要重复检查,尤其是第一次检查结果异常,或采取了干预措施,比如吸氧后。每次复查血气分析都需要重新穿刺取血。如果有**中心置管**——动脉里的暂时置管,那就不需要重复穿刺动脉。

有时，利用**脉搏血氧饱和度**代替血气分析。由于脉搏血氧饱和度只能测定结合氧气的红细胞比例，所以提供了非常有限的信息，可参见本章关于脉搏血氧饱和度的相关章节。

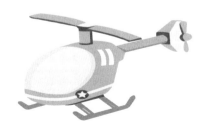

全血细胞计数

全血细胞计数是检测血液中基本细胞成分的一种方法：可检测出携氧能力的**红细胞**数量——红细胞压积（血细胞比容）；抵御感染的**白细胞**数量和协助血液凝固的**血小板**数量等。全血细胞计数是一项非常全面的筛查实验，可提示很多疾病情况，比如贫血、感染、出血疾病和血癌等。

全血细胞计数必须通过采集动脉或静脉血液获得，不能通过手指或足跟穿刺取血获得。穿刺部位必须先经过酒精或其他消毒剂清洁，然后用止血带扎紧穿刺点上部。待压力限制局部静脉血流迫使静脉充盈后，针刺静脉，并用针管或试管获取所需血样。取血完成后，先松开止血带再拔出针头，用纱布或绷带压迫并覆盖穿刺点。

取血完毕后要尽快将血样送至实验室，因为血液凝固后会造成结果不准确。如果发生这种情况就要重复取血进行检测，家长会感觉很遗憾，尤其是婴幼儿取血非常困难。

红细胞压积可测定全血中红细胞所占的比例，换句话说，就是测定血液循环中大致有多少个红细胞。另一个关于红细胞的测定是血红蛋白。红细胞压积与血红蛋白成倍数关系，都可反映出循环中的血液含量。简单来讲，红细胞压积是准确的，血红蛋白可以通过红细胞压积推算出来。

贫血是指红细胞压积过低。红细胞压积的正常范围大致是30～40，因年龄、性别和种族而有所不同。当贫血发生时，红细胞的携氧能力下降，供应身体各器官的氧气量减少，以至于不能满足机体正常代谢所需。

白细胞是人体免疫系统的组成部分。当身体出现感染或炎症时，白细胞通常会增高，应激状态下白细胞也会增高。有些情况下也会出现白细胞水平低于正常，比如病毒感染、某些特定药物、骨髓病变、癌症和免疫系统疾病。正常白细胞的数量是每毫升血液含5000~11000个白细胞。

白细胞由几种不同的细胞组成，每种细胞都有各自的用途，因此可以通过分类来明确各种细胞的高低。白细胞的分类如下：

中性白细胞也称为多形核白细胞。当细菌感染时，其数量会增多；其他一些因素也会造成中性白细胞增高。

杆状核细胞是不成熟的白细胞。当数值明显增高时意味着细菌感染。

淋巴细胞是机体抵御病毒感染的细胞类型，病毒感染时淋巴细胞数量会增高。

不同类型的感染都会引起**单核细胞**增高，最常见的是传染性单核细胞增多症或EB病毒感染。

当机体出现炎症或过敏时，**嗜酸性粒细胞**可以增高。

血小板起到凝固血液的作用。正常血小板的范围是每毫升血液中含有150000~450000个血小板。当数目降低时，皮肤会出现瘀斑、鼻出血、大便带血或内脏出血。当数目增高时，可以出现高凝血状态，会出现中风。

除了红细胞压积、白细胞和血小板计数外，血液中的一些其他特征也可以通过全血细胞计数获得。

计算机X线体层扫描

计算机X线体层扫描也称为**CT扫描**，是通过可旋转机器进行摄像的检查方法。计算机可以整合来自于不同角度的影像，形成人体横断面图像。本检测采用的仍然是X线的基本技术。

CT扫描可用于显示身体任何一个部位的详细图像。特别是当儿童坠下或碰伤头部后，CT扫描可以显示整个大脑的图像。当怀疑内脏器官有病变时，腹部CT扫描可以显示这些内脏器官，比如阑尾、肝脏和脾脏。

CT扫描器像一个巨大的多纳圈，包含多个小的X线机器，没有核磁共振扫描器那么长。病人躺在窄床上接受机器的逐层扫描。由于扫描器没有形成一个密闭的空间，所以不会引起病人的恐慌。扫描器只对进入扫描区的身体部位进行扫描。

老式扫描器需要很长时间才能完成X线扫描，而新型扫描器只需几秒即可完成操作。扫描速度对婴儿和幼儿来说非常重要，过去接受扫描前必须服镇静剂，而现今只要婴儿能静卧或吸吮奶瓶30~120秒即可完成整个图像拍摄。

有时需要使用**造影剂**，造影剂可以在CT上显影。之所以称之为造影剂是因为它可以清晰地显示某一部位的内部结构。通常在进行CT扫描前需要为婴儿建立静脉通路，将造影剂推入体内。有些部位的扫描需要口服造影剂，有的需要直肠造影剂。根据检查目的的不同，有的需要在应用造影剂后立刻进行CT扫描，有的需要等2~4小时后再进行。主攻放射影像的放射科医生会决定是否需要应用造影剂，应用什么类型的造影剂，以及应用后多长时间才能进行CT扫描。

有些婴儿对造影剂出现过敏反应，轻为荨麻疹，重则出现呼吸衰竭，后者又称为过敏性反应。碘或贝壳过敏的儿童，对造影剂过敏的可能性很大。

身体的任何部位都可进行CT扫描成像的检查。此操作没有疼痛，但要接受少量放射线。如果按正常人每天日常生活所接触到的放射线量来计算，一次胸部X线所接触到的放射线量相当于一个人在地球上行走两天半时间内所能接触到的放射线总量。由于一次CT扫描要进行多次X线摄像，根据检查部位不同，一次CT扫描相当于正常人240~1200天日常生活中所接触到的放射线总量。

电解质测定

电解质就是血液中的盐分，也是组织内的矿物质。这些电解质可维持体内的总平衡，调节体内酸碱和水分平衡，协助机体排泄废物。能测定的电解质包括钠、钾、氯、碳酸盐等。机体内的水平衡受到钠水平的影响，酸碱状态则受到碳酸盐的影响。

动脉或静脉血可进行电解质的检测，足跟取血不能进行此项检测。先用酒精或其他消毒剂消毒穿刺点，用止血带扎紧穿刺点的上方。止血带的压力可约束静脉中的血流，迫使静脉充盈。当针刺入静脉后，就可利用针管或试管收集血样了。取血完毕后，放开止血带并拔出穿刺针，用纱布或绷带加压覆盖。

取血后尽快将血样送至化验室，否则测定结果可能出现偏差。有时血样通过细小的针管流出，破坏了血球细胞，造成测定结果偏差。血球细胞遭到破坏主要影响血钾测定结果的真实性。如果出现这种情况，必须重新取血再次测定。

当出现心肾等大器官功能异常或体液平衡紊乱时，比如出现脱水，需要检测血中电解质的水平。我们的饮食可以补充电解质的需要，体内的激素也可以调节电解质的水平。如果电解质水平太低，可以通过口服或静脉输液来补充。

如果孩子有静脉通路，有时会从静脉通路处取血进行化验检查，不用再次穿刺。但不能从此处取血做电解质的检测，因为静脉输液中含有很多钠和钾，会造成检查结果不准确。

血糖检测

葡萄糖是食糖中的一种，是人体主要的能量来源。葡萄糖在人体血液中循环往复，餐后水平上升，逐渐下降直至下次进餐前。**低血糖症**意味着血液中葡萄糖处于低水平状态；**高血糖症**则意味着血液中葡萄糖处于高水平状态。

可以通过动脉、静脉、手指或足跟取血检测葡萄糖的水平。如果想从静脉获取血液样本，首先用酒精或其他消毒剂消毒穿刺点，然后用止血带扎紧穿刺点的上部。待压力限制局部静脉血流，迫使静脉充盈时，针刺静脉后用针管或试管获取所需血样。取血完毕后，移去止血带并拔出针头，用纱布或绷带压迫并覆盖穿刺点，以防继续出血。

针刺手指或足跟取血时，先用酒精或其他消毒剂消毒穿刺点，再用小针刺破皮肤，血液从皮肤破损处慢慢流出。无论是静脉取血还是手指取血，血样都要尽快送至化验室进行检测。

血糖的正常范围是60～120毫克/分升，低血糖症的诊断标准是血糖值低于60毫克/分升，有时会低至40毫克/分升以下。高血糖症的诊断标准是餐后血糖值高于120毫克/分升。

严重或进展迅速的低血糖症或高血糖症都有生命危险。体内有扩散感染时会引起低血糖症或高血糖症，糖尿病病人表现为高血糖症，但如果摄入热卡不正确也会引起低血糖症的发生。血糖非常低或非常高都会引起器官衰竭、大脑损伤、惊厥、昏迷，甚至死亡。

核磁共振成像

核磁共振成像是利用磁和无线电波代替X线进行人体内结构成像的一种检查方法。其图像与CT扫描相似，可显示人体的横截面图像，但图像更清晰、更详尽。

虽然机器的物理性能非常复杂，但与CT扫描、X线检查和其他技术相比是一种相当安全、有效的图像检查方法，此操作没有任何放射线。

缺点是核磁共振成像检查会给许多人带来幽闭恐怖现象。核磁共振的机器就是一个被强磁场包绕的细长管道，病人需要静静地躺在里面完成一系列的成像。整个过程需要1个小时，甚至更长的时间。由于机器本身的运行特点和收集图像需要较长的时间，通常病人需要使用镇静剂后才能完成检查过程。婴幼儿进行此项检查需要使用镇静剂，否则无法完成检查。新型开放式扫描器可减轻病人的恐怖感。

与CT扫描相似，核磁共振成像检查过程也需要通过静脉注射一些造影剂以增强图像的质量。造影剂使体内特殊结构形态显示得更清楚。放射科医生会决定整个扫描过程中是否需要使用造影剂。核磁共振扫描需要使用的造影剂与CT扫描使用的造影剂不同，出现过敏反应的危险性较低。

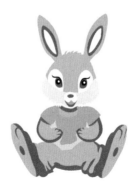

脉搏血氧饱和度

脉搏血氧饱和度仪用来监测红细胞内血红蛋白被氧合的百分比。简而言之，就是通过快速、无痛的方法告诉医生婴儿体内是否含有足够的氧气。

用黏性的胶带或无痛的夹子将探头连接至病人，长长的电线将探头与小型计算机相连。计算机上可以显示血红蛋白被氧合的百分比，以及心率和脉搏搏动的声音。当血氧水平或脉搏次数出现大幅度变化时，机器就会发出警报铃声。

此设备的原理是通过红光照射测试者的皮肤来测定光线被吸收的百分比。只有测定部位有血流通过时，才能进行有效的测定。但脉搏血氧饱和度不能测定出血中氧气的准确水平。还有一些因素也会降低血氧饱和度测定的准确水平，比如疾病状态或血液中某些毒素的存在。

测定值显示为100%，意味着红细胞内100%的血红蛋白都被氧合了，血液携带了足够的氧气。测定值小于100%说明血液中没有携带足够的氧气。清醒儿童的正常血氧饱和度应该是95%～100%，睡眠时可能会低一些。一般认为，清醒时血氧饱和度小于95%就说明身体处于低氧合状态。

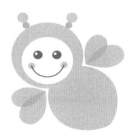

脊椎穿刺（腰穿）

脊椎穿刺，也叫腰穿，是一种检查包裹在脑和脊髓外面液体的检测方法。这种包裹在脑和脊髓外面的液体称为脑脊液。当医生怀疑患儿有脑部感染（脑炎）或脑膜感染（脑膜炎）时就会考虑给孩子做腰穿。

做腰穿时，患儿通常会采取侧卧位的姿势，将膝盖弯曲至腹部，同时下颌贴向胸部——如同胎儿在子宫内的姿势。操作时，一人将患儿摆成以上体位，另一人给患儿进行腰穿。保持患儿的正确体位是保证腰穿顺利进行并且成功的关键。医生首先会将腰椎部周围的皮肤用抗菌液进行消毒，有时还会在局部注射麻药。然后在2根椎骨之间进针，抽取脑脊液。最后将针退出，用纱布或绷带在局部加压包扎。

正常的脑脊液是清亮的淡黄色液体。如果发生感染，脑脊液便会变混浊。如果腰穿时针刺破了患儿的小静脉，脑脊液就会变成血性脑脊液。在脑脊液中确实有血时，它也会呈现为血性脑脊液。

获得脑脊液后，医生便会送检以进行多项检查，如检查红细胞和白细胞，除外是否有感染。正常的脑脊液有少量白细胞而没有红细胞。此外，还会检查脑脊液中蛋白和糖的水平。这两者是脑脊液中正常存在的物质，但在患病时，其数量会出现相应的升高或降低。另外，通常还要使用培养皿和其他与血、尿培养相似的方法对脑脊液进行培养。在一些医学中心，医生还会对脑脊液进行**聚合酶链式反应**检测，这种检查可以检测到一些特异的感染。

正常的脑脊液成分含量如下：

红细胞	0
白细胞	0~5
葡萄糖	40~70毫克/分升
蛋白质	<40毫克/分升

超声波检查

超声波检查是利用一种能发出高频声波的机器检查人体内结构的方法。这种检查不会产生放射线。父母们都应该非常熟悉这种检查方法，因为妈妈怀孕期间就是通过超声波检查来了解胎儿的发育情况。

检查时需要病人平躺。医生在检查部位涂抹一些电极膏，这种电极膏能够传导机器发出的声波。医生也会根据检查目的选择大小不同的探头，探头大至高尔夫球，小至画笔刷。将探头放在电极膏上，轻轻移动或转动就可在屏幕上看到身体内的结构照片。此项操作无痛，只是电极膏涂抹在皮肤上有些发凉。

有些超声波机器可进行多普勒的检查。多普勒可探测血流，确定局部区域血流的多少和血流的方向。

超声波机器也可以进入体内进行检查，探头可插入口腔、阴道或直肠内检查人体的特殊部位。儿童很少进行体内超声波的检查。操作前，影像学的放射科医生会向父母介绍有关检查的情况。

尿常规

尿常规是检测尿液的一种方法。正常情况下，体内废物通过小便和大便排出体外。当体内产生的废物还属于正常时，尿液中就可能包含了一些异常的成分，尿常规可以检测出这些异常的成分。

尿液可以通过3种方式收集。最简单、无创的方法是用**无菌尿杯**，让孩子直接排尿至尿杯中。如果孩子还没有经过如厕训练，或他不愿意使用尿杯，可以使用**尿液收集袋**。尿液收集袋是一个无菌的塑料袋，先清洗局部皮肤，再将收集袋粘贴包绕在阴道或阴茎周围。还有一种方法，用尿管收集尿液。先清洗局部皮肤，再用一根细管插入尿道直至膀胱。虽然粘贴尿袋收集尿液没有创伤和痛苦，但有时需要等待很长时间才能收集到尿液，所以容易出现污染。尿管是有创性操作，但收集尿液快，不容易受到污染，所以结果更准确。

尿常规可以检测尿液中所含有的成分。pH值显示尿液的酸碱度，正常范围应该是4.5~8.0。尿比重可反映尿液被浓缩和稀释的情况，正常范围应该是1.005~1.025。尿比重低于1.005视为过分稀释，相反，高于1.030视为过分浓缩。

尿常规还可以检测尿液中的白细胞、红细胞、葡萄糖和其他一些代谢产物，比如蛋白质、亚硝酸盐、胆汁和酮体。任何一种物质被检测出来都有助于明确体内是否存在代谢异常、肾脏疾患、感染或其他问题。正常尿常规中不应检测出以上任何一种物质。

尿液培养

尿液培养就是为了明确引起尿路感染的细菌种类。正常情况下，尿液是无菌的，也就是没有细菌生长。

尿液可以通过3种方法收集。最简单的方法是用无菌尿杯收集，让孩子直接将尿液排至尿杯中。在收集尿液前要用消毒液清洗孩子的外阴区。

如果孩子没有经过如厕训练，或孩子不愿意将尿液排至尿杯中，可以使用尿液收集袋粘贴包绕在阴道或阴茎周围。当孩子排尿时，尿液会流至收集袋中。同样，在收集尿液前要用消毒液清洗孩子的外阴区。不过，即使做了清洁，正常皮肤上的细菌也会很容易污染尿袋中的尿液标本。所以，尿袋收集的标本比较适于进行尿常规检查，不适于进行尿液培养。

也可以用尿管收集尿液，是有创性的操作。先用消毒液清洁孩子的外阴区，用一根塑料细管插入尿道直至膀胱。这是一个无菌的操作，用这种方法收集的尿液不太容易受到皮肤上正常寄生菌的污染。

只需要几滴尿液即可进行尿液培养检查。如果需要同时进行尿常规和尿液培养检测，在获取标本后，立即放一些到无菌瓶中进行培养，将剩余部分放入非无菌瓶内进行尿常规检测。所以，非无菌操作所收集的尿液都不能进行尿液培养，比如事先没有进行消毒清洗，或收集袋不是无菌的。

将收集的尿液放至培养皿上，然后在培养箱中培养24～48小时。如果尿液中有细菌，就可见到培养皿上有细菌生长。将抗生素加至培养皿中，就可以判断哪种药物能有效清除感染。

尿常规是提示感染的早期指标。如果尿常规提示有感染，需要做尿培养来明确诊断。

X线检查

X线是放射线的一种。X线机器可以聚焦于孩子身体的某一部位并照相，X线可穿透人体组织并拍摄出人体内部结构的照片。根据人体组织和器官的不同，X线可穿透、部分穿透或不能穿透，根据这个原理形成了特殊的照片。致密的组织，比如骨骼，在X线下呈现白色，而空气则呈现黑色。

只有技术员和放射科医生可以操作X线机器。图片在1～2秒内即可形成，但病人必须保持不动的姿势才能获得清晰的照片。当孩子接受X线检查时，父母可以陪伴在身旁，为了防止不必要的射线照射，需要穿上铅衣。

有时需要病人吞服造影剂，造影剂在X线下呈现白色，其目的是为了清楚地显示人体的结构。

正如上面提到的那样，X线可显示出人体的任何结构。这是一种无痛操作，但放射性辐射有一点儿危险。可以用每天日常生活中所接触的放射线来估计X线的放射量。一次胸部X线检查所接触的放射线相当于日常两天半所接触的放射线总量，也同样等同于从洛杉矶到纽约5次往返飞行所接触的放射线总量。

第20章

疫苗

　　疫苗接种也称**免疫接种**，是为增强孩子免疫系统的防御能力、抵抗特殊的致病原而研制的，可以保护机体预防发生严重的甚至危及生命的疾病。

　　疫苗有很多种类。有些是经实验室研制的对某种病毒或细菌的某一片段的复制品，称为**重组疫苗**。而有些疫苗是在细菌的某些结构上添加蛋白成分形成**结合疫苗**。这两种疫苗的研制方法只是利用了致病菌的某些小的片段结构甚至仅仅是这些结构的复制品。这样就使接受者仅仅暴露于致病菌或病毒的一小部分而不是全部，从而激发机体对抗疾病的免疫反应而并不造成真正的感染。

　　还有些疫苗通过加工使致病菌（病毒）整体发生了改变。如通过加热使其蛋白变性，从而使致病菌（病毒）失活，这些疫苗称为**灭活疫苗**或**死疫苗**。此外，还有直接利用病毒制成的活疫苗。由于病毒的毒力已经被削弱，因此尽管以疫苗的形式接种给孩子，也不会导致孩子患病。这种疫苗称为**减毒活疫苗**。

　　这四类疫苗都是利用机体的免疫系统对细菌或病毒的免疫识别反应来发挥作用，诱发机体产生相应的抗体以对抗特定的致病菌或病毒的感染。这样，孩子一旦真正地暴露于这种致病菌时，由于机体已经获得了免疫力，就会很快通过免疫系统的记忆能力迅速产生抗体发挥保护作用。

在过去的几十年里，由疾病控制中心和美国儿科学会推荐的疫苗数量有了显著的增加。被列在疫苗接种程序表上的疫苗也在不断地被修订。大多数学校也都要求孩子在入学前完成所有的预防接种。尽管这些疫苗都是我们强烈推荐的，但也并不属于法律上强制要求的。

许多父母都担心这些疫苗会对孩子将来的健康和发育带来影响。他们的担心有对于疫苗中存在防腐剂的担忧也有可能是要给孩子一次注射多个疫苗的恐惧。过去我们只是单纯地去接受，而现在一些家长则会权衡比较后再做选择。在这一章中我们会详细地为你归总所有从孩子出生到学龄前需接种所有疫苗的基本信息。包括需要给孩子在1岁前常规接种的疫苗和上学前需要予以加强的预防针我们都会一一介绍，这里包含了美国儿科学会推荐的所有疫苗。

由于一段时间以来关于疫苗中的防腐剂问题——特别是汞即**硫柳汞**受到了大家的关注，因此我们在这里也给大家一个额外的说明。1999年，美国儿科学会就投票表决了将儿童用疫苗中的硫柳汞去除的决议。所以，自2001年以来，所有在接种程序上推荐使用的疫苗都有了不含硫柳汞的产品。尽管有少部分疫苗仍在使用硫柳汞做防腐剂，但几乎所有儿科门诊中使用的疫苗都不含有硫柳汞。少部分仍含有硫柳汞的疫苗会在后面的内容中提到。

无细胞百白破联合疫苗

无细胞百白破联合疫苗用于预防百日咳、白喉和破伤风3种疾病。按目前推荐的接种程序，此种疫苗共5剂，分别在孩子2个月、4个月、6个月和12 ~ 18个月接种基础针剂，然后在孩子4 ~ 6岁时加强1针。

白喉　主要病灶是喉部的感染，当然它也可以侵犯身体的其他部位。患病时，患儿喉部黏膜出现肿胀之后变薄容易出血。感染可以导致气道阻塞，或扩散入血，进入心脏、神经或脑部等。在美国，白喉并不常见，但也会有小规模的暴发。相比之下，白喉在发展中国家更为常见。因此，我们建议幼儿在出国旅行前接种白喉疫苗。

破伤风　众所周知，如果不小心踩上一颗生锈的钉子或伤口有污染时，细菌就会携带破伤风毒素进入皮肤并进行繁殖。由于破伤风杆菌只在无氧的环境（厌氧）条件下才能够生存，因此只有伤口比较深时细菌才能生存、繁殖。这种细菌会释放一种神经毒素，导致肌肉痉挛，有时甚至会使肌肉完全变得僵直。牙关紧闭是破伤风的典型症状。呼吸肌也可出现痉挛，甚至会威胁生命。

百日咳　更多地被人们称为"**高调性咳嗽**"。在年龄较大的孩子、青少年和成人中，百日咳表现为长时间地、持续（或间断）地咳嗽，会导致感染者出现喘息和深吸气性的呼吸，这就是"高调性咳嗽"的原因。而对于年龄较小的孩子，特别是那些小于6个月的婴儿，百日咳可使患儿首先出现呼吸暂停。有研究显示，咳嗽时间超过3周的成人中有25% ~ 30%会患有百日咳。百日咳之所以会如此流行，原因之一就是人体对该病的免疫能力在疫苗接种结束后若干年就消退了。在2005年前，青少年和成人都没有再常规接种疫苗来预防百日咳，而只是接种白破强化疫苗，但此种疫苗并不预防百日咳。因此，许多青少年和几乎所有成人成了百日咳细菌的易感人群。直到

2005年后，一种新型的能够同时预防百日咳的破伤风联合强化疫苗出现，并将它用于65岁及以下的成人。尽管年龄较大的孩子和成人在患百日咳时可能会出现极度不适，但这并不常见。婴儿在患病时才更容易出现各种病症。

无细胞百白破联合疫苗，这种配制形式早在1996年就开始广泛应用了。在那之前，人们一直使用的是全细胞百白破联合疫苗，而不是现在的这种无细胞百白破联合疫苗。以前使用的百白破疫苗存在很多副作用，比如它常会使接种者体温升高达40 ~ 40.6℃（104~105℉），进而引起一些孩子出现高热惊厥反应。此外，它还可以导致一些接种的婴儿因出现休克而最终死亡。直到百日咳疫苗的制备形式得到改变，疫苗的副作用才显著减轻。现在，美国已不再使用老的百白破疫苗了。

已报道的无细胞百白破联合疫苗最常见的副作用，包括注射部位的疼痛（5%）、低热（5%）、烦躁（30%）及注射部位或周边部位肿胀（8%）。只有1/3000的孩子有高热反应。这些副作用都在 1 ~ 3 天后自行缓解。还有其他副作用，包括持续地尖叫或哭闹超过3小时（1/2000）、惊厥（6/10000）和对疫苗成分的过敏。

许多人询问百白破疫苗各组成成分是否有单一制剂。尽管有些国家还有自己的百日咳疫苗，在美国已不再生产和提供这样的疫苗了。现在，可用于预防百日咳的方法就是接种联合的无细胞百白破疫苗，有单独的破伤风疫苗或与白喉结合的白破疫苗来预防破伤风，但这2种疫苗都不适用于7岁以下的孩子。而且，这2种疫苗可能会含有一定量的硫柳汞成分。

B型嗜血流感杆菌疫苗

目前，常用的B型嗜血流感杆菌疫苗是需要分阶段注射3～4针的一组疫苗。推荐在孩子2个月和4个月大时使用，并根据不同的厂家疫苗特性的不同，在6个月或12～18个月时予以加强。

在20年前还没有此疫苗的时候，B型嗜血流感杆菌（也叫流感H）可导致每年有1万～2万的孩子患**脑膜炎**，至少造成每年500人死亡。虽然流感H仅是引起脑膜炎细菌中的一种，但在此疫苗没有应用之前，流感H是导致婴幼儿脑膜炎的最常见致病菌。

流感H还可以导致呼吸道入口处的**会厌炎**。会厌发炎时，保护肺部的气道入口处的"瓣膜"就会出现肿胀，从而阻碍气体进入肺内。此外，流感H还可以导致关节（**化脓性关节炎**）、皮肤（**蜂窝织炎**）、肺脏（**肺炎**）、骨骼（**骨髓炎**）及血液（**菌血症**）的感染。

自1985年B型嗜血流感杆菌疫苗开始应用以来，每年仅有约100例因流感H感染患脑膜炎的病例发生。而发病的患儿都是由于没有完整接种B型嗜血流感杆菌疫苗导致的。

B型嗜血流感杆菌疫苗可以造成注射点局部的红、肿、痛，发生率约为1/4。而有约1/20的孩子可以有注射后当天发热和易激惹表现。所有这些症状在1～3天内都会自行缓解。

此疫苗有单独的包装，也有与其他疫苗组合在一起的混合包装。Comvax疫苗即包含了B型嗜血流感杆菌疫苗和乙肝疫苗。而TriHiBit疫苗则包括了B型嗜血流感杆菌疫苗和无细胞百白破联合疫苗。

甲型肝炎（甲肝）疫苗

甲型肝炎疫苗要等到孩子满1岁后才予接种。共有2针，间隔6~12个月。只要孩子满1岁后即可考虑接种了。

肝炎是由病毒感染导致的肝脏炎症。这些病毒依次称为甲、乙、丙……庚共7型，还有更多的有待进一步明确。人们最为熟悉的是乙型和丙型肝炎，主要是因为二者可以导致肝脏的长期损害。相比之下，甲型肝炎更为常见，更容易获得感染，但通常表现却不太严重（尽管可以出现死亡）。

患甲肝的青少年和成人常表现为长时间的呕吐和腹泻，有的为几周，有的则可持续数月。然而，很多得甲肝的孩子却没有任何症状。虽然出现肝功能衰竭并不常见，但也有发生。甲肝病毒经粪便排出体外，后经手传播入口。特别是在那些经常给孩子换尿布的护理人员和在饭店工作的服务人员当中，如果便后不洗手就很容易造成病毒的迅速传播。甲肝病毒还可以经水源传播，贝壳类动物就是此病毒的寄生宿主之一。

如今，在美国所有的孩子都推荐使用此疫苗，特别是在那些疾病的高发区。由于甲肝病毒在全世界范围都存在，因此建议旅行者也接种此疫苗。

甲肝疫苗的副作用虽然很常见但都很轻微。主要包括注射点的疼痛（1/5）、头痛（1/20）以及食欲下降（1/12）。这些症状大多很快就会消失。很少有对疫苗的过敏反应发生。

乙型肝炎（乙肝）疫苗

乙型肝炎疫苗共有3针，它是唯一的一种只有在出生后立即注射才有效的疫苗。推荐的接种时间是在出生后、生后1个月和生后6个月。如果妈妈的乙肝病毒检测阴性，说明她现在和过去没有患过乙肝病毒感染，那么孩子接种疫苗的时间就可以灵活些，比如可以跟其他疫苗一起在孩子2个月、4个月和12～18个月大时再接种。

乙肝感染可以造成终身携带。"肝炎"意味着肝脏发炎。它通常是由病毒感染所致，有许多病毒可以导致肝炎，比如前面介绍的甲、乙、丙……庚型肝炎，甚至更多。其中，乙肝是经性接触、共用注射器及输血途径传播的。此外，怀孕的母亲也可以通过分娩传播给她的孩子。目前，还没有发现携带乙肝病毒的动物载体，从人群发病中也没有看到相关的高危因素。

慢性乙肝病毒感染是个世界性的问题。据估计，全世界共有2亿～3亿的人群患有乙肝，其中主要是在非洲和亚洲。约95%乙肝感染患者最终都能康复，而其余约5%的患者可能会发展成为肝癌或肝硬化（肝衰竭）。

乙肝疫苗会产生一些很轻微的副作用，包括注射点的疼痛（1/11）、发热（1/14～100）和对疫苗某一成分的过敏反应等。有一些报道说乙肝疫苗与风湿性关节炎、糖尿病和多发性硬化有关，但都没有得到实验的证实。

有些厂家的乙肝疫苗含有硫柳汞，但也有不含硫柳汞的疫苗制剂。因此，在给孩子接种疫苗前可以向儿科医生咨询有关疫苗的情况。乙肝疫苗既有独立的包装也有与其他疫苗制成的混合疫苗。Comvax疫苗包括了乙肝和B型嗜血流感杆菌2种疫苗。而Pediarix疫苗则是乙肝、无细胞百白破与脊髓灰质炎疫苗的混合制剂。

流感疫苗

流感疫苗是可选择性的疫苗，一般是在每年流感季节开始前（10月至12月）开始接种。它不属于儿童常规预防接种程序中推荐的疫苗，也不受学校入学要求的限制。但从2004年以来，疾病控制中心和美国儿科学会都强烈建议6～23个月大的孩子接种流感疫苗。

6个月以前的孩子不能接种此疫苗。9岁以下第一次接种流感疫苗的孩子在第一次接种时应间隔至少4周注射第2针。此后（或第一次接种年龄超过10岁或成人）在每年接种时只需注射1针。

流行性感冒病毒是导致流感的病毒。此病毒每年都会发生微小的变异，所以每年冬天都有不同的病毒株在世界范围内流行。

流感可以导致发热、上感样症状（比如咳嗽和流鼻涕）和严重的肌肉痛，以致无法站立或行走。成人及较大孩子的流感症状相比婴儿更为明显，但小婴儿及老人患病的危险性要远远增加。流感是导致小婴儿呼吸困难和住院最常见的原因之一（也许不是冬季最常见的）。历史上，流感的大流行曾造成数百万人的死亡。流感很容易在人群中传播，特别是从孩子传染给老人。

如果孩子曾经是早产儿、有哮喘病史、患有囊性纤维病、慢性心肺疾病、镰状细胞贫血、慢性肾病或免疫缺陷性病，比如艾滋病等疾病，那么因流感而发生呼吸衰竭、需要住院治疗甚至死亡的危险性都比常人要高。医生常会建议孕妇在怀孕后6个月、流感季节开始时接种此疫苗。此疫苗可以保护妈妈避免孕期出现发热，并产生抗体通过胎盘以保护胎儿。

每年，根据当年可能流行的病毒株的不同注射的疫苗也略有不同。因此，每针疫苗只在当年起保护作用。由于疫苗的有效性取决于研制疫苗的科学家对来年病毒流行趋势的预测，因此实际产生的效果每年都不尽相同。

流感疫苗是灭活疫苗。而另一种鼻内用的流感疫苗FluMist是一种类似于麻风腮疫苗和水痘疫苗的减毒活疫苗。FluMist只适合应用于年龄在5～49岁的健康人群。其副作用发生在接种疫苗后12小时内。疫苗在注射后，局部可能会出现红肿。曾报道，在1976年有一批疫苗与神经系统发生暂时性瘫痪即格林巴利综合征有关。但在那之后，就未再见相关报道。有报道，FluMist可以造成许多接种者发热和肌肉痛。

由于流感疫苗是在鸡胚中培养的，因此对鸡蛋严重过敏的孩子是不宜接种的。一旦接种可能会造成严重的过敏反应包括过敏症等。但对鸡蛋仅有轻、中度过敏的孩子仍然可以接种此疫苗。

许多流感疫苗中都含有硫柳汞做防腐剂，但同时也有不含硫柳汞的疫苗制剂。FluMist不含硫柳汞，但尚未被批准应用于小于5岁的儿童。

麻疹-腮腺炎-风疹疫苗（麻风腮）

麻风腮疫苗共需注射2剂，第一剂在孩子12～18个月大时接种，第二剂是在4～6岁时接种。

麻风腮疫苗已经成为最有争议的疫苗之一。它可以保护机体预防3种疾病：麻疹、腮腺炎和风疹（德国麻疹）。这3种疾病都是由病毒感染引起的，其中的每一种疾病都曾经是儿童常见疾病，并在美国引起过周期性的大暴发，导致数万人（最多数百万人）在同一时间获得感染。直到今天，在没有普及此疫苗的发展中国家中这些疾病仍在流行。在美国，麻风腮疫苗的使用使这些疾病的发病率降低了90%以上，暴发性流行也极为少见。

麻疹病毒感染引起的疹子呈鲜红色、点状，最先出现于发际处并向下延伸到面部、躯干。麻疹典型的三联征是咳嗽、流鼻涕和眼睛充血（**结膜炎**），此外还伴有发热和疹子。发热会让孩子表现得烦躁和疲倦。尽管绝大部分麻疹患儿都很少合并其他的问题，但仍有1/1000的孩子因合并有严重的并发症而需要住院，其中最严重的甚至可以致命的问题是合并脑部的感染即脑炎。

腮腺炎病毒可以导致内脏器官的炎症和水肿。患腮腺炎的孩子由于唾液腺肿胀使下颌显得很宽厚。此外，胰腺、卵巢、睾丸和脑周围组织（脑膜）也容易发生肿胀。患病男孩中有25％会出现单侧或双侧睾丸肿胀（称为**睾丸炎**）。极少数睾丸炎可导致不育症。同麻疹一样，高热也会使孩子变得易激惹。

风疹（又称**德国麻疹**）是相对麻疹和腮腺炎更为中性的一种疾病。通常不伴有任何症状。有些孩子仅有普通的感冒症状，伴有腺体的肿大和皮疹。然而，如果在怀孕期间感染风疹就会引起一系列问题。如果孕妇感染风疹并将病毒传染给胎儿就可导致胎儿患上先天性风疹综合征。如果携带此病毒持续到足月分娩，可能会导致孩子出现智力发育迟缓、耳聋或失明。很多这样的妊娠最终都以流产结束。在此疫苗问世之前，每年约有2万名新生儿患有先天性风疹综合征。

麻风腮疫苗最初是3个独立的疫苗。1979年，研究人员将三者合并为一。如今，两类疫苗都有生产。大多数孩子接种的是混合疫苗，也有一部分儿科诊所仍然选择将麻疹、腮腺炎、风疹疫苗分开注射。

麻风腮疫苗是给学龄前儿童疫苗接种程序表中两种减毒活疫苗中的一种，还有一种是水痘疫苗。鼻内用FluMist也是一种活疫苗，但它不能应用于小于5岁的孩子。

麻风腮疫苗的常见副作用都很轻微：比如发热（1/6）、皮疹（1/20）和颈部淋巴腺的肿大（少见）。此外，疫苗还可导致惊厥（1/3000）和暂时性血小板减少，造成瘀斑和出血（1/30000）。有报道少部分孩子会对疫苗中某种成分出现过敏性反应。由于麻风腮疫苗也是在鸡胚中培养的，因此对鸡蛋严重过敏的孩子不宜接种此疫苗。一旦接种，便会出现严重的过敏反应，包括过敏症。但如果对鸡蛋仅有轻、中度过敏的孩子仍可安全地接种此疫苗。

有关麻风腮疫苗可能会造成孤独症发病率升高的问题存在着很大的争议。许多实验都证实，麻风腮疫苗与孤独症之间没有关联，但对此争论仍很激烈。

肺炎球菌结合疫苗

肺炎球菌结合疫苗通常在孩子2个月、4个月、6个月及12～18个月大时分别给予接种，共4次。但如果孩子在婴儿期由于各种原因错过接种此疫苗，可以依照补种程序接种，如果12个月以后第一次接种共需接种2次，而如果在24个月以后接种只需要1次。

肺炎球菌结合疫苗是用来预防肺炎链球菌（或肺炎球菌）的感染。肺炎链球菌与引起咽喉炎的链球菌一样同属链球菌家族。此疫苗于2000年经美国药品食品管理局批准上市，是最新加入儿童免疫接种程序中的疫苗。

肺炎球菌可以引起肺部的感染（**肺炎**）、血液的感染（**菌血症**）、脑脊液的感染（**脑膜炎**）以及每年数百万儿童耳部的感染。肺炎球菌共分很多菌株型，其中只有一小部分是主要的致病菌株。为此，肺炎球菌疫苗只针对其中的7种常见致病菌株。

尽管肺炎球菌可以感染各年龄层的人群，但最容易感染的是6～18个月的幼儿。此菌是导致这个年龄段的孩子发生菌血症和耳部感染的主要致病菌，也是细菌性脑膜炎的常见致病菌。

从美国的很多社区的调查中发现，肺炎球菌具有很强的抗生素耐药性。多达25%的细菌株具有一定程度的耐药性。这就意味着即使感染能够明确，也未必能通过一般的抗生素来进行治疗。细菌对抗生素的耐药性问题主要是由于过去几十年来抗生素的滥用。因此，从这方面来看，肺炎球菌结合疫苗非常重要，因为它可以减少社区感染的发生，继而减少对抗生素的依赖并最终减少未来抗生素耐药性问题的发生。

肺炎球菌结合疫苗短期的副作用很明确，包括注射点的红肿及压痛（1/8~1/5）和发热（1/3），长远期的问题尚不肯定，毕竟此疫苗上市的时间还不长。

此肺炎球菌结合疫苗中不含硫柳汞。而适用于较大孩子的肺炎疫苗23价肺炎球菌疫苗中则含有硫柳汞。但23价肺炎球菌疫苗只适用于年龄大于2岁的没有禁忌的孩子。可以向医生咨询你的孩子是否可以接种此疫苗。

脊髓灰质炎疫苗

目前，我们共有两种形式的脊髓灰质炎疫苗：一种为口服的减毒活疫苗，另一种是注射的灭活疫苗。自2000年以来，美国只采用注射的灭活疫苗。此疫苗分别在孩子2个月、4个月、12~18个月时注射3次，并在4~6岁加强1次。

脊髓灰质炎是一种由病毒感染并破坏脑和脊髓中的神经细胞导致的疾病。在1955年疫苗问世前，脊髓灰质炎已导致数千人瘫痪。有些人由于出现呼吸肌的瘫痪而导致窒息并最终死亡。美国最后一例自然感染（野毒株）脊髓灰质炎发生在1979年。1980~1994年，共有125例都是由于口服脊髓灰质炎疫苗导致的。其中多数发生在因某种原因导致免疫功能受损的成人中，比如接受化疗的病人或感染HIV的病人等。还有一部分病例发生在尚未明确的免疫缺陷的儿童中。由于口服疫苗所致这些病例的发生，再加上病毒的野毒株在美国已经被消灭，因此口服疫苗已不再使用。

然而，从全世界来看，野毒株的感染仍然存在。它主要存在于东南亚、地中海地区，当然其他地方也暴发过。由于此病毒在世界范围内仍然持续存在，因此建议旅行者接种此疫苗。世界卫生组织有一个全球性的目标就是消灭脊髓灰质炎病毒。为了实现这一目标，全世界绝大部分人口都应接种此疫苗。脊髓灰质炎疫苗没有什么明显的副作用。仅有的报道包括注射点局部的红肿或疼痛反应（1/7）及发热（1/3），尚没有发现严重的副作用。

水痘疫苗

孩子长到1岁后就可以接种水痘疫苗了，只需接种1剂，目前多在4岁时再加强1剂，但如果孩子满12岁才接种此疫苗则需要接种2次。

水痘是儿童最常见的疾病之一。自然感染水痘病毒（即**野毒株型病毒**或**水痘 – 带状疱疹病毒**）的绝大部分孩子会表现有发热和水疱样疹子并伴有痒感，症状可持续数天。据估算，有约1/2000的孩子会伴有更为严重的并发症。反复抓挠疱疹可以导致皮肤破裂并会继发细菌感染和瘢痕形成。有一种链球菌即**食肉链球菌**的感染可以导致皮肤严重感染。另外，水痘病毒还可以在血液中聚积，并扩散到肺脏（**肺炎**）、肝脏（**肝炎**）和脑（**脑膜炎**或**脑炎**）。这些严重并发症发生的风险随着孩子年龄的增长而增加。据估计，在自然感染水痘的成人中每5个人中就有1人会发生肺炎，成人因水痘而可能导致死亡的比例比儿童高出25倍。

水痘疫苗是儿童免疫接种程序中仅有的两种减毒活疫苗中的一种，另一种是麻风腮疫苗。鼻内用流感疫苗FluMist也是活疫苗，但不能应用于5岁以下的儿童。

水痘疫苗的副作用主要有注射点的疼痛或肿胀（1/5）、发热（1/10）和皮疹（1/20）。该皮疹与真正的水痘疱疹类似，开始为红色丘疹，之后变为水疱，最后出现结痂。自然感染的水痘皮疹遍布全身包括口、食管和阴道处。而水痘疫苗引起的皮疹只是一小簇没有痒感的水疱。疫苗引发的皮疹一般是在接种后的7～10天出现，也有报道最长到1个月后才出现。

据估计，有1/10的孩子在接种水痘疫苗后的数月到数年后仍有可能感染水痘。只是接种疫苗后再感染的疱疹与疫苗本身引起的皮疹一样都很轻微。这些疱疹通常为一小簇，不伴有痒感，也很少伴有发热，几天后就会全部消失。相比之下，没有接种疫苗的孩子如果感染水痘，疱疹则遍布全身，伴有痒感，同时高热还会持续7～10天甚至更长。

如果孩子在没有接种水痘疫苗的情况下接触了感染水痘的小朋友，可以在接触后的72小时内补种疫苗。这样做可以帮助孩子减轻患病的严重程度。但这种在暴露后再接种疫苗的效果不如预先（如数周或更早以前）接种的效果好。此外，父母很少能意识到孩子是否接触了患病的孩子。更多情况下，父母带孩子去了公共场所，由于与其他家庭互不认识，因此很难知道并警惕其他的孩子是否患病。

由于没有证实1岁以下的孩子接种后有效果，因此这一年龄段的孩子不宜接种此疫苗。所以，如果1岁以下的孩子感染水痘，你所能做的只是在必要时给予解热镇痛剂，给孩子洗个燕麦浴让他感觉舒服，以及口服抗组胺药物来减轻瘙痒的症状。同时，要将孩子的指甲剪短以防他将皮肤抓破。对于病情严重的还可以使用抗病毒药物。

从1970年开始，水痘疫苗已经在日本开始使用。在美国，此疫苗经美国食品药品监督管理局批准于1995年开始应用。

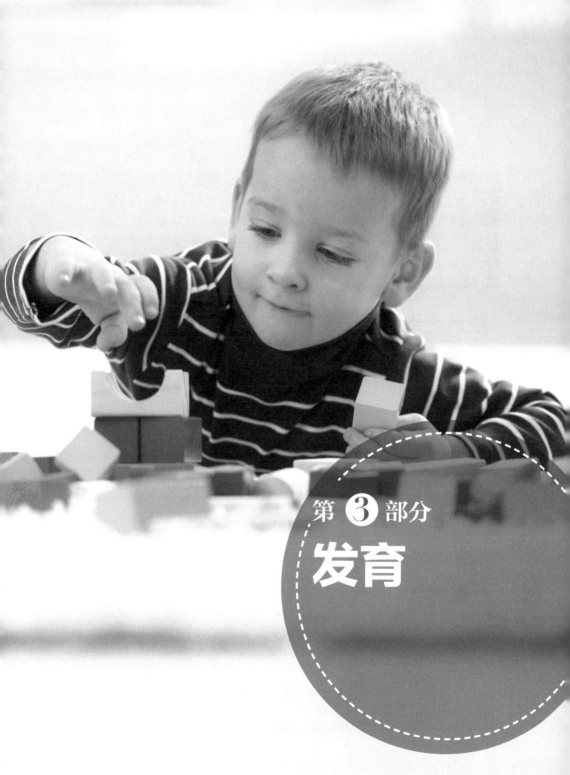

第 **3** 部分

发育

第21章

发育历程

看着自己的孩子一天天长大，对于父母来说是最好的礼物。但有时候父母会担心：孩子的发育过程正常吗？如何能知道孩子的发育是提前了还是落后了？出现什么情况需要引起父母的重视？

儿科医生会用一些检查方法来评价孩子的发育状况。普通儿科医生在孩子做常规体检时都会关注孩子的发育情况，儿保医生则更仔细，会用一些标准客观地评价孩子的发育状况。儿保医生可以告诉父母和其他保健中心，孩子是否存在发育落后，如果是，需要采取哪些干预措施。

很多方法可用来评价孩子发育是否正常，最常用的方法是**丹佛发育筛查量表**，这个方法可帮助儿科医生系统而快速地评价孩子的发育状况。检查内容分为5个部分：大运动发育、精细运动发育、语言发育、社交和情感（心理）发育及认知发育。丹佛发育筛查量表Ⅱ是最新的版本，用起来很方便。儿科医生只需要在相应的年龄处画一条垂直线，将内容分为两部分，线左边的内容是孩子应该掌握的内容，而右边则是孩子不应该掌握的内容，快速而完整地评价了孩子的发育状况。

孩子在各个方面的发育状况在不同章节有详细介绍，是以年龄来划分的。要知道，某一项内容的落后不能说明什么，多项内容或多个方面的落后才需要引起我们的重视，要考虑有没有发育方面的问题。

　　在每一章节，我都罗列出发育落后的表现。再次强调，发育正常的孩子有某一项内容落后很常见，多个指标都异常才需要引起重视。

　　在美国，大约有10%的孩子有至少1项内容发育落后，无论是大运动、精细运动、语言、认知还是心理方面。这个数据包括了那些智力落后的孩子，无论病情轻重。

　　近年来，孤独症受到越来越广泛的关注，其实孤独症只是发育落后中的一小部分。孤独症的发生率为0.2%～0.4%，而发育落后的比例为2%～4%。孤独症在不同的孩子身上会有不同的表现，可以有多种行为异常。孩子也会有社交和语言方面的障碍，有刻板行为，只是轻重程度有所不同。

大运动发育

在幼儿期，孩子会经历从强烈依赖父母到完全独立这一转变，尤其在运动方面。每个孩子的发育特点不同，早的9个月就会走，18个月能爬楼梯；晚的直到17～18个月才会走，3岁时才能独立爬楼梯，但这两种表现都是正常的。

大运动涵盖了从走、跑到攀爬的所有运动，是指大肌肉群共同参与的运动。总体来讲，孩子的大运动发育比较快，因为他们不需要别人的帮助就可以得到想要的东西。相应地，这些孩子的语言发育会慢一些。他们可以自己拿到奶瓶而不必说"牛奶"或"奶瓶"，所以我经常告诉父母，走得早的孩子说话会相应地晚一些。

大运动发育历程	年龄范围	平均年龄
行走	9～17 个月	12 个月
倒走	12～18 个月	14 个月
跑	13～20 个月	15 个月
双脚跳	17～34 个月	24 个月
举球过肩并投掷	17～36 个月	20 个月
踢球	18～30 个月	24 个月
两脚交替爬楼梯	28～36 个月	30 个月
跳跃	27～39 个月	30 个月
单脚站立1秒	27～39 个月	32 个月
骑三轮车	30～48 个月	36 个月
单脚跳	39～51 个 月	42 个月
用脚跟和脚尖走路	4～5.75 岁	4.5 岁

大运动发育落后的表现
直到4.5个月还不能扶坐
直到6个月还不能翻身
直到8个月还不能独坐
直到10个月还不能扶着站立
直到18个月还不能行走
会走路后几个月，还不能掌握脚跟、脚尖的行走方式，或不能用脚尖行走
直到2岁还不能牵拉带轮的玩具
直到2岁半还不能双脚跳起
直到3岁还不能很好地爬楼梯或经常摔跤
直到3岁还不能单脚站一会儿
直到4岁还不能举球过肩并投掷
直到4岁还不能跳跃或单脚跳
直到4岁还不会骑三轮车
直到5岁还不能直线前进或后退，或不能单脚站立5～10秒

精细运动发育

评价精细运动的发育比评价大运动的发育要难，日常生活中的许多事情都需要手眼协调来完成，比如穿、脱衣服和进餐。

精细运动同样也需要视觉技巧的参与，比如画画儿和写字，从最初的涂鸦到写字母直至写单词，实际上是部分精细运动的发育过程。

孩子大运动发育得快，精细运动会相应地发展得慢一些，反之亦然。我们应该更关注孩子个性和气质的发展，而不是这些技巧的掌握情况。试想一下，孩子是最好的艺术家，没有人比他们更优秀。

精细运动发育历程	年龄范围	平均年龄
有人帮助完成穿衣	10~16个月	12个月
会用勺子	12~18个月	15个月
会用杯子或吸管杯	10~18个月	15个月
模仿别人做家务	14~24个月	18个月
能分出主力手	18~30个月	24个月
有人帮助完成脱衣	22~30个月	24个月
进行大小便训练	24~36个月	30个月
自己穿衣	30~40个月	36个月

精细运动发育落后的表现

直到3个半月仍存在握持反射
直到5个月仍不能握住摇铃
直到7个月双手仍不能握住东西
直到11个月仍不能用手指捏东西
直到20个月仍不能脱袜子或手套
直到2岁仍不能搭5块积木或涂写
直到2岁半仍不能翻书页
直到3岁仍不能搭8块积木或画一条直线
直到4岁仍不能搭10块积木或画一个圆圈
直到4岁半仍不能画一个方形
直到5岁仍不能用积木搭楼梯或画叉子

语言发育

孩子在很多方面的发育都令人震惊，在语言方面尤为突出，孩子可以突然懂了也会说了，在这之前他既不懂也不会说。他突然从一个总给你模糊暗示的孩子变成一个能明确表达他意图的孩子。

语言发育受很多因素的影响，每个孩子都不一样。孩子的听力如何？他正在接受几种语言的训练？他是否会灵活运用嘴唇和舌头？有没有兄弟姐妹帮助他早说话？是不是不需要语言他也可以和别人交流得很好？以上种种原因都会影响语言的发育。

相比衡量其他技能发育而言，家长们衡量语言发育主观性更强。大部分1岁的孩子不会说话，有的会讲几个字，多数只会说一些含混不清的单词，父母能听懂，但其他人根本听不明白。所以，当你问家长"孩子是什么时候会说第一个单词的？"往往得不到客观的答案。

儿科医生评价孩子的语言发育往往更客观。当孩子在就诊时，医生就可以判断出孩子语言表达如何，理解能力如何。教师同样可以客观地评价孩子的语言发育，因为他们能观察到孩子在群体活动中和独处时表现如何。有时非常健谈的孩子在就诊时会因为疲劳或紧张而表现得很安静，而在学校时则爱说话。

讲一种语言的孩子和同时讲两种语言的孩子在语言发育方面有很大差别。孩子学习的语言种类越多，他能掌握足够多的词汇并把它们组成句子的时间越晚。这是因为针对一个物品大脑要同时接受多个词汇，大脑也要同时学习多种语法规则。虽然说学习多种语言的孩子在语言发育方面会比学习一种语言的孩子慢，但最终前者在读和写等技巧方面不差于后者。到上学年龄时，他们会追上，更多的孩子甚至会超越学习一种语言的孩子。

语言发育历程	年龄范围	平均年龄
说1个单词	9~15个月	11个月
说2个单词	10~16个月	12个月
说3个单词	11~17个月	14个月
说出身体的不同部位	12~24个月	18个月
说6个单词	16~23个月	18个月
说出1张画的名字	18~25个月	19个月
说6个身体部位	18~27个月	20个月
说句子,但只能听懂一半儿	18~33个月	24个月
把2个单词组合在一起	20~30个月	24个月
说完整的句子	21~48个月	30个月
使用代名词但不准确	22~30个月	24个月
说2步口令	22~30个月	24个月
说2个形容词	27~42个月	32个月
说1个颜色	27~44个月	32个月
说自己的名字	30~40个月	34个月
正确地使用代名词	30~42个月	36个月

语言发育落后的表现

直到5~6个月还不会咿呀学语

直到9个月还不会说"爸"或"妈"

直到11个月还不会说"爸爸"或"妈妈"

直到18个月会说的单词不超过3个

直到18个月会发音的单词不超过15个（不论发音有没有意义）

直到2岁还不会说2个单词或2个重复的词组

直到2岁半还不会使用1个代名词

直到3岁半还只会说含混不清的话

直到4岁还不懂前置词

直到5岁还不会使用简单的语法

社交和情感（心理）发育

　　环境对一个孩子社交和情感的发育有非常大的影响。正是基于这个原因，在幼托机构的孩子对于新事物的适应能力会比待在家里的孩子强。家中的第一个孩子也会和其他的孩子有所不同，因为家长对待孩子的态度不同，年幼的孩子也会受到年长孩子的影响。一些小的事件，比如搬新家或看到父母争吵，都会对孩子社交和情感发育有影响。要注意，事件持续的时间越长、强度越大，对孩子社交和情感的发育影响越大。

　　关于孩子社交和情感的评价很难，因为它们受孩子气质的影响很大，有一些指标可用于评价孩子的心理是否发育成熟。

社交和情感发育历程	年龄范围	平均年龄
独立	12～36个月	18个月
各自玩各自的游戏	12～30个月	24个月
参与别人的游戏	24～48个月	30个月
能很好地配合别人的游戏	24～48个月	36个月

社交和情感发育落后的表现

直到3个月也没有社交性微笑

直到6～8个月在游戏时也不会笑

直到12个月也不能适应新环境

直到2岁还表现为没有原因地蹬踏、咬、尖叫、在床上翻滚，与其他孩子或成人没有眼神交流

直到3～5岁还不能安静地坐一会儿、不遵守纪律、不和其他孩子一起做游戏

认知发育

认知发育是指学习的过程。随着年龄的增长，大脑整合信息的能力增强，并且慢慢学会思考，最终孩子们会学会推理、想象、解决问题。

认知发育历程	年龄范围	平均年龄
理解包含姿势的一步口令	10~16个月	12个月
理解一步口令	12~20个月	15个月
分辨形状和颜色	24个月之前	—
开始有想象力	24个月之前	—
完成3或4块的拼图	36个月之前	—
理解2的意思	36个月之前	—
正确地叫出颜色	4岁之前	—
理解数数的含意	4岁之前	—
理解相同或不同的意思	4岁之前	—

认知发育落后的表现

直到12个月还不会玩捉迷藏的游戏

直到15~18个月对因果游戏还不感兴趣

直到2岁还不能分辨动物和车辆

直到3岁还不知道自己的名字

直到4岁还不能区分2根线的长短

直到4岁半还不会数数

直到5岁还不认识颜色或字母

直到5岁半还不知道自己的生日或住址

相关资料

http：//www.aaai.org

http：//www.aafp.org

http：//www.aap.org

http：//www.aapd.org

http：//www.biosci.ohio-state.edu

http：//www.caps.ca

http：//www.cdc.gov

http：//www.choc.com

http：//www.chop.edu

http：//www.cincinnatichildrens.org

http：//www.clevelandclinic.org

http：//www.cpmc.columbia.edu

http：//dbpeds.org

http：//dermatlas.med.jhmi.edu

http：//dermatology.cdlib.org

http：//www.duj.com

http：//www.emedicine.com

http：//www.fda.gov

http：//www.fpnotebook.com

http：//www.headlice.org

http：//www.healthcentral.com

http：//hopkinsmedicine.org

http：//immunofacts.com

http：//www.info.med.yale.edu

http：//www.keepkidshealthy.com

http：//www.labtestsonline.org

http：//www.mayoclinic.com

http：//www.medem.com

http：//www.nda.ox.ac.uk

http：//www.niddk.nih.gov

http：//www.ninds.nih.gov

http：//www.orthoseek.com

http：//www.packardchildrenshospital.org

http：//www.pediatricneurology.com

http：//www.pedisurg.com

http：//www.pueblo.gsa.gov

http：//www.tch.harvard.edu

http：//www.uaaf.org

http：//www.umich.edu

http：//www.umm.edu

http：//www.urologychannel.com

http：//www.who.int

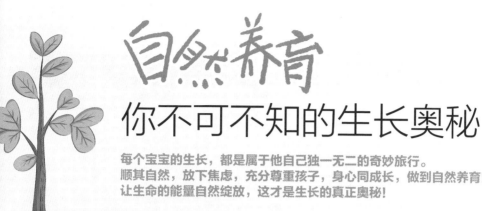

自然养育
你不可不知的生长奥秘

每个宝宝的生长，都是属于他自己独一无二的奇妙旅行。
顺其自然，放下焦虑，充分尊重孩子，身心同成长，做到自然养育!
让生命的能量自然绽放，这才是生长的真正奥秘!

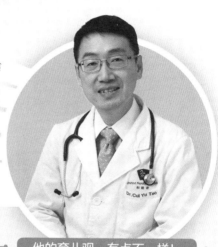

崔玉涛
超人气儿科医生
科学育儿的微博达人
千万妈妈心中的育儿男神

他的人文精神和科学普及情怀，
令自然养育变得不！再！神！秘！

他的育儿观，有点不一样!

医学不仅是科学，也是艺术。如何用科学＋艺术的医学思维，让发育过程中的儿童获得身心健康，是现代儿童工作者的努力方向。
——崔玉涛

孩子应该这样养

科学 ＋ 艺术

生长曲线是宝宝给父母无声的语言，不仅要科学解读看得见的生长态势，把握成长发育的规律，还要了解宝贝的心理变化，真正读懂宝贝内心的声音。

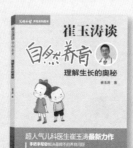

崔玉涛谈
自然养育
理解生长的奥秘
崔玉涛 著

超人气儿科医生崔玉涛最新力作

自然 ＋ 个性

生长是一个自然而然的过程，绝不是在无数对比、纠结中不断积累。自然养育，第一步就是放下自己，尊重孩子的个性化成长。孩子的生长没有快速通道，让他以自然的姿态成长吧。

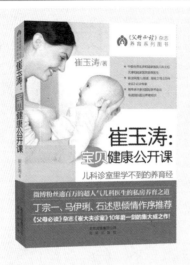

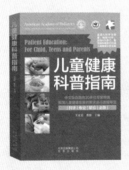
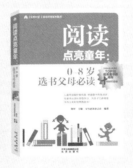
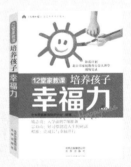

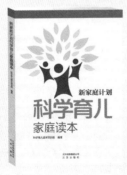
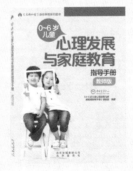
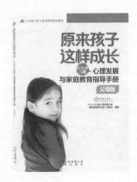

《崔玉涛：
宝贝健康公开课》
儿科诊室里学不到的育儿经